国家出版基金项目
NATIONAL PUBLICATION FOUNDATION

中医历代名家学术研究丛书

主编 潘桂娟

Academic Research Series of Famous
Doctors of Traditional Chinese
Medicine through the Ages

"十三五"国家重点图书出版规划项目

陈子杰 编著

石寿棠

全国百佳图书出版单位
中国中医药出版社
·北京·

U0346543

图书在版编目（CIP）数据

中医历代名家学术研究丛书. 石寿棠 / 潘桂娟主编；
陈子杰编著. —北京：中国中医药出版社，
2022.6
ISBN 978-7-5132-6715-1

Ⅰ.①中⋯ Ⅱ.①潘⋯ ②陈⋯ Ⅲ.①中医临床—
经验—中国—清代 Ⅳ.① R249.1

中国版本图书馆 CIP 数据核字（2021）第 007664 号

中国中医药出版社出版

北京经济技术开发区科创十三街 31 号院二区 8 号楼
邮政编码 100176
传真 010-64405721
河北品睿印刷有限公司印刷
各地新华书店经销

开本 880×1230 1/32 印张 5.5 字数 140 千字
2022 年 6 月第 1 版 2022 年 6 月第 1 次印刷
书号 ISBN 978-7-5132-6715-1

定价 49.00 元
网址 www.cptcm.com

服 务 热 线 010-64405510
购 书 热 线 010-89535836
维 权 打 假 010-64405753

微信服务号 zgzyycbs
微商城网址 https://kdt.im/LIdUGr
官 方 微 博 http://e.weibo.com/cptcm
天猫旗舰店网址 https://zgzyycbs.tmall.com

如有印装质量问题请与本社出版部联系（010-64405510）
版权专有 侵权必究

2005 年国家重点基础研究发展计划（973 计划）课题"中医学理论体系框架结构与内涵研究"（编号：2005CB532503）

2009 年科技部基础性工作专项重点项目"中医药古籍与方志的文献整理"（编号：2009FY120300）子课题"古代医家学术思想与诊疗经验研究"

2013 年国家重点基础研究发展计划（973 计划）项目"中医理论体系框架结构研究"（编号：2013CB532000）

国家中医药管理局重点研究室"中医理论体系结构与内涵研究室"建设规划

"十三五"国家重点图书、音像、电子出版物出版规划（医药卫生）

2021 年度国家出版基金资助项目

项目来源及国家重点图书出版计划

《中医历代名家学术研究丛书》审订委员会

前言

中医理论肇始于《黄帝内经》《难经》, 本草学探源于《神农本草经》, 辨证论治及方剂学发轫于《伤寒杂病论》。在此基础上, 历代医家结合自身的思考与实践, 提出独具特色的真知灼见, 不断革故鼎新, 充实完善, 使得中医药学具有系统的知识体系结构、丰富的原创理论内涵、显著的临床诊治疗效、深邃的中国哲学背景和特有的话语表达方式。历代医家本身就是"活"的学术载体, 他们刻意研精, 探微索隐, 华叶递荣, 日新其用。因此, 中医药学发展的历史进程, 始终呈现出一派继承不泥古、发扬不离宗的繁荣景象。

中国中医科学院中医基础理论研究所, 自 2008 年起相继依托 2005 年国家重点基础研究发展计划（973 计划）课题"中医学理论体系框架结构与内涵研究"、2009 年科技部基础性工作专项重点项目"中医药古籍与方志的文献整理"子课题"古代医家学术思想与诊疗经验研究"、2013 年国家重点基础研究发展计划（973 计划）项目"中医理论体系框架结构研究", 以及国家中医药管理局重点研究室（中医理论体系结构与内涵研究室）建设规划, 联合北京中医药大学等 16 所高等院校及科研和医疗机构的专家、学者, 选取历代具有代表性或学术特色突出的医家, 系统地阐释与解析其学术思想和诊疗经验, 旨在发掘与传承、丰富与完善中医理论, 为提升中医师临床实践能力和水平提供参考和借鉴。本套丛书即是由此系列研究阶段性成果总结而成。

综观历史, 凡能称之为"大医"者, 大都博览群书，学问淹博赅洽，集百家之言，成一家之长。因此，我们以每位医家的内容独立成书，尽可能尊重原著，进行总结、提炼和阐发。本丛书的另一个特点是，将医家特色学术观点与临床实践相印证，尽可能选择一些典型医案，用以说明理论的实践价值，便于临床施用。本丛书列选"'十三五'国家重点图书、音像、电子出版物出版规划""医药卫生"类项目，收载民国及以前共102名医家。第一批61个分册，已于2017年出版。第二批41个分册，申报2021年国家出版基金项目已获批准，出版在即。

丛书各分册作者，有中医基础和临床学科的资深专家、国家及行业重点学科带头人，也有中青年骨干教师、科研人员和临床医师中的学术骨干，来自全国高等中医药院校、科研机构和临床单位。从学科分布来看，涉及中医基础理论、中医各家学说、中医医史文献、中医经典及中医临床基础、中医临床各学科。全体作者以对中医药事业的拳拳之心，共同努力和无私奉献，历经数年完成了这份艰巨的工作，以实际行动切实履行了"继承好、发展好、利用好"中医药的重大使命。

在完成上述科研项目及丛书撰写、统稿与审订的过程中，研究团队暨编委会和审订委员会全体成员精益求精之心始终如一。在上述科研项目负责人、丛书总主编、中国中医科学院中医基础理论研究所潘桂娟研究员主持下，由常务副主编陈曦副研究员、张宇鹏副研究员及各分题负责人——翟双庆教授、钱会南教授、刘桂荣教授、郑洪新教授、邢玉瑞教授、马淑然教授、文颖娟教授、陆翔教授、杨卫彬研究员、崔为教授、江泳教授、柳亚平副教授、王静波副教授等，以及医史文献专家张效霞教授，分别承担或参与了团队的组织和协调，课题任务书和丛书编写体例的起草、修订和具体组织实施，各单位课题研究任务的落实和分册文稿编写、审订等工作。编委会多次组织工作会议和继续教育项目培训，推进编撰工作进度，确保书稿撰写规范，并组织有关专家对初稿进行审订；最终，由总主编与常务副主编对丛书各分册进行复审、修订和统稿，并与全体作者充分交流，对各分册内容加以补充完善，而始得告成。

2016年2月，国家中医药管理局颁布《关于加强中医理论传承创新的若干意见》，指出要"加强对传承脉络清晰、理论特色鲜明的古代医家的学术思想研究"。2016年2月，国务院颁布《中医药发展战略规划纲要（2016—2030年）》，强调"全面系统继承历代各家学术理论、流派及学说"。上述项目研究及丛书的编写，是研究团队对国家层面"遵循中医药发展规律，传承精华，守正创新"号召的积极响应，体现了当代中医人敢于担当的勇气和矢志不渝的追求！通过此项全国协作的系统工程，凝聚了中医医史、文献、理论、临床研究的专门人才，培育了一支专业化的学术队伍。

在此衷心感谢中国中医科学院及其所属中医基础理论研究所、中医药信息研究所、研究生院，以及北京中医药大学、陕西中医药大学、山东中医药大学、云南中医药大学、安徽中医药大学、辽宁中医药大学、浙江中医药大学、成都中医药大学、湖南中医药大学、长春中医药大学、黑龙江中医药大学、南京中医药大学、河北中医学院、贵州中医药大学、中日友好医院16家科研、教学和医疗单位对此项工作的大力支持！衷心感谢中国中医科学院余瀛鳌研究员、姚乃礼主任医师、曹洪欣教授与北京中医药大学严季澜教授在项目实施和本丛书出版过程中给予的悉心指导与支持！衷心感谢中国中医药出版社有关领导及华中健编辑、芮立新编辑、伊丽萦编辑、鄢洁编辑及丛书编校人员的辛勤付出！

在本丛书即将付梓之际，全体作者感慨万千！希望广大读者透过本丛书，能够概要纵览中医药学术发展之历史脉络，撷取中医理论之精华，承绪千载临床之经验，为中医药学术的振兴和人类卫生保健事业做出应有的贡献！

由于种种原因，书中难免有疏漏之处，敬请读者不吝批评指正，以促进本丛书的不断修订和完善，共同推进中医历代名家学术的继承与发扬！

《中医历代名家学术研究丛书》编委会

2021 年 3 月

凡
例

一、本套丛书选取的医家，为历代具有代表性或特色思想与临床经验者，包括汉代至晋唐医家6名，宋金元医家19名，明代医家24名，清代医家46名，民国医家7名，总计102名。每位医家独立成册，旨在对医家学术思想与诊疗经验等内容进行较为详尽的总结阐发，并进行精要论述。

二、丛书的编写，本着历史、文献、理论研究有机结合的原则，全面解读、系统梳理和深入研究医家原著，适当参考古今有关该医家的各类文献资料，对医家学术思想和诊疗经验加以发掘、梳理、提炼、升华、概括，将其中具有理论意义、实践价值的独特内容阐发出来。

三、丛书在总体框架上，要求结构合理、层次清晰；在内容阐述上，要求概念正确，表述规范，持论公允，论证充分，观点明确，言之有据；在分册体量上，鉴于每个医家的具体情况不同，总体要求控制在10万～20万字。

四、丛书的每一分册的正文结构，分为"生平概述""著作简介""学术思想""临证经验"与"后世影响"五个独立的内容范畴。各分册将拟论述的内容按照逻辑与次序，分门别类地纳入以上五个内容范畴之中。

五、"生平概述"部分，主要包括医家姓名字号、生卒年代、籍贯等基本信息，时代背景、从医经历以及相关问题的考辨等。

六、"著作简介"部分，逐一介绍医家的著作名称（包括现存、已经亡佚又经后人辑复的著作）、卷数、成书年代、主要内容、学术价值等。

七、"学术思想"部分，分为"学术渊源"与"学术特色"两部分进行论述。前者重在阐述医家之家传、师承、私淑（中医经典或前代医家思想对其影响）关系，重点发掘医家学术思想的历史传承与学术渊源；后者主要从独特学术见解、学术成就、学术特点等方面，总结医家的主要学术思想特色。

八、"临证经验"部分，重点考察和论述医家学术著作中的医案、医论、医话，并有选择地收集历代杂文笔记、地方志等材料，从中提炼整理医家临床诊疗的思路与特色，发掘、总结其独到的诊治方法。此外，还根据医家不同情况，以适当方式选录部分反映医家学术思想与临证特色的医案。

九、"后世影响"部分，主要包括"学术影响与历代评价""学派传承（学术传承）""后世发挥"和"国外流传"等内容。其中，对医家的总体评价，重视和体现学术界共识和主流观点，在此基础上，有理有据地阐明新见解。

十、附以"参考文献"，标示引用著作名称及版本。同时，分册编写过程中涉及的期刊与学位论文，以及未经引用但能体现一定研究水准的期刊与学位论文也一并列出，以充分体现对该医家研究的整体状况。

十一、附以丛书全部医家名录，依照时间先后排列，以便查验。

十二、丛书正文标点符号使用，依据中华人民共和国国家标准《标点符号用法》（GB/T 15834—2011）。医家原书中出现的俗字、异体字等一律改为简化正体字，个别不能对应简化字的繁体字酌予保留。

《中医历代名家学术研究丛书》编委会

2021 年 3 月

内容提要

　　石寿棠，又名湛棠，字芾南，生于清道光三年（1823），卒于清同治八年（1869）；安东（今江苏省淮安市涟水县）人，清代著名医家，著有《医原》《温病合编》。石寿棠阐发疾病之原，在重视天人相应和阴阳五行的基础上，力推"燥湿二气为百病纲领"的观点，在病因、病机、辨证、诊断、治疗以及药性理论等方面，均有独到的见解。在温病方面，石寿棠基于家传、师承，结合有关燥、湿用药的体会，对温病论治也有独特体悟，创制的藿朴夏苓汤成为解表化湿的名方。由于其书立论新颖，不落俗套，对当时江浙一带的医家产生了重要影响。本书内容包括石寿棠的生平概述、著作简介、学术思想、临证经验、后世影响等。

石寿棠，又名湛棠，字苬南，生于清道光三年（1823），卒于清同治八年（1869）；安东（今江苏省淮安市涟水县）人，清代著名医家；世医出身，业儒兼习医。其学有所承并融合家传之学，擅长温病、内科、妇科、儿科；主要著作有《医原》《温病合编》。石寿棠师承余国珮，又学宗吴鞠通，并私淑叶天士，博览群书，重视医理探源，对中医理论和临床实践均有创新和发展。同时，石寿棠阐发疾病之原，在重视天人相应和阴阳五行的基础上，力推"燥湿二气为百病纲领"的观点，在病因、病机、辨证、诊断、治疗以及药性理论等方面，均有独到的见解。如病因方面，认为不论外感、内伤，总由燥、湿所化。治疗方面，认为外感不外使燥湿之邪有出路，内伤则随燥湿病变之所在脏腑而分别施治。对于具体药物，亦以燥、湿为纲进行分类以便临床选用。同时，在温病方面，石寿棠根据家传、师承经验，并结合自己有关燥、湿用药的体会，对于温病论治也有着独特的体悟，如藿朴夏苓汤就是石寿棠所创制的一首名方。由于其立论新颖，不落俗套，对当时江浙一带医者有着重要影响。

现代以来有关石寿棠的学术研讨论文，经中国知网（CNKI）检索，由1982年至2017年，相关论文共计31篇。论文内容主要涉及：①石寿棠的生平及学术思想；②《医原》《温病合编》的医理特色及临床运用，多着眼于以燥湿为百病之纲的体会与运用；③石寿棠的用药经验及组方使用。在石寿棠的著作整理方面，有2011年由邢玉瑞教授主编的《医话名著注释丛书·医原》，系《医原》的简释本。从总体上来看，对石寿棠的学术思想及临证经验还需要深入挖掘、整理、提炼与总结。

1980年，北京中医学院（现北京中医药大学）任应秋教授在其编著的《中医各家学说》中就有对石寿棠病机学说、诊法学说、本草学说、儿科学说的评述。如其评价石寿棠用药特点时曾说："《用药大要论》载于石氏著《医原》卷下，大旨在从药物的刚柔体质来分析其不同的效用。因此，一如其分析病变的精神，把药物分作燥润两大类，各以气味之不同而殊其功，亦可谓善于组织者。"由此可见，任应秋教授对石寿棠学术观点的重视。

本次整理研究，是以研读石寿棠原著内容为主，并参考同时期的文史资料及后世相关论著、论文、医案等，进行全面地疏理、提炼与总结。本书重点归纳石寿棠的学术思想及源流，探讨和发掘其代表性、原创性的理论和学说，总结提炼其独特的临床经验和特色诊疗方法，以期为中医理论创新和临床运用提供借鉴。

本次整理研究所依据的石寿棠著作版本如下：《医原》，主要依据1983年由王新华点校，江苏科学技术出版社出版的《医原》；同时参考1936年曹炳章主编的《中国医学大成》本、2011年上海浦江教育出版社出版的《医话名著注释丛书·医原》。《温病合编》，主要依据1985年由中医古籍出版社出版中医研究院（现中国中医科学院）图书馆馆藏清代绿格抄本的中医珍本丛书《温病合编》影印本；同时参考2007年由学苑出版社出版的《温病学进阶三书》（温病合编、温热经纬、温热论笺正）。

本次整理研究，得到了中国中医科学院潘桂娟研究员、北京中医药大学翟双庆教授、上海印虎先生的大力支持，在此表示深深的谢意。同时，衷心感谢本书参考文献的作者以及支持本项研究的各位同仁！

北京中医药大学　陈子杰

2021年12月

目录

石寿棠

生平概述

石寿棠，又名湛棠，字芾南，生于清道光三年（1823），卒于清同治八年（1869）；安东（今江苏省淮安市涟水县）人，清代著名医家；世医出身，业儒兼习医。其学有所承并融合家传之学，擅长温病、内科、妇科、儿科；主要著作有《医原》《温病合编》。石寿棠师承余国珮，又学宗吴鞠通，并私淑叶天士，博览群书，重视医理探源，对中医理论和临床实践均有创新和发展。同时，石寿棠阐发疾病之原，其在重视天人相应和阴阳五行的基础上，力推"燥湿二气为百病纲领"的观点，在病因、病机、辨证、诊断、治疗以及药性理论等方面，均有独到的见解。如病因方面，认为不论外感、内伤，总由燥、湿所化。治疗方面，认为外感不外使燥湿之邪有出路，内伤则随燥湿病变之所在脏腑而分别施治。对于具体药物，亦以燥、湿为纲进行分类以便临床选用。同时，在温病方面，石寿棠根据家传、师承经验，并结合自己有关燥、湿用药的体会，对于温病论治也有着独特的体悟，如藿朴夏苓汤就是石寿棠所创制的一首名方。由于其立论新颖，不落俗套，对当时江浙一带医者有着重要影响。

一、时代背景

石寿棠生活于晚清，当时中国正处于逐渐陷入半殖民地半封建社会的历史阶段，国家动荡，列强紧逼，社会混乱，这对其成长有着重要的影响。

（一）淮医氛围影响之下兼收并蓄合编温病

石寿棠出生于江苏安东（今之涟水县），此地位于江苏省北部，黄淮平原东部，淮河下游，属于今之淮安市，明清之际一直为水陆交通咽喉，为盐商巨贾聚居之地，同时也成为医家悬壶济世营生的首选之地，因而呈现出名医云集、世代延续的局面，还辐射到现在的淮安、宿迁、盐城、连云港及扬州、徐州等苏北部分地区。

　　清代名医，如太原傅青主、苏州徐大椿、山东黄元御等，都曾先后旅居淮安行医著书立说。此外，淮安市的楚州淮城、河下古镇，又出现了程、叶、刘、倪等医学世家。其中值得一提的是，稍早于石寿棠的温病学派大家吴鞠通。吴鞠通有感于当时医生墨守伤寒治法而不知变通，撰写《温病条辨》7卷，提出温病的三焦辨证学说，对温病学发展贡献很大，是继叶天士、薛雪之后的温病学派重要代表人物，对当时及后世医家皆有深远影响。如清光绪三年（1877），淮安医家李厚坤运用韵语，将《温病条辨》演绎成《温病赋》，使之发扬光大。清光绪十九年（1893），淮安医家韩达哉应太医局考试，名列榜首，授花翎同知衔，任太医院医士，著《医学摘瑜》，继承并发扬了吴鞠通温病学思想体系及其研究方法和风格。民国六年，淮人顾竹侯在《医学摘瑜·序》中说："吾乡襟淮带海，代产名医。自吴鞠通先生著《温病条辨》一书，发明伤寒、温病之异，与夫三焦受病治法之不同，嗣是医家始不囿于仲景之论，所以生枯起朽者不知其几千万人也。吴书既风行一时，淮医遂有声于世，乡后学赞成余绪，精益求精，卢扁名家不可偻指……"

　　石寿棠对吴鞠通的学识也是极其推崇，尊称其为"先生"，并在《温病合编·序》中云："又得吾淮乡前辈吴鞠通先生，著《温病条辨》，取其论辨而推广之，其论证穷流溯源，详审精密……"又云："因于课读之余，尚论轩岐经旨，博考群贤议论，敬承家学，遍访名师，其于盈庭聚讼者必衷诸一是，其于卷帙浩繁者必要其旨归，琅琳珠璧，无美不搜，名曰《温病合编》。"可见，石寿棠编纂《温病合编》时，可谓兼收并蓄；在从医过程中，能够博览众家之长，融会贯通。

（二）西学东渐影响之下参考西说解读中医

近代西医传入中国始于明末清初。明隆庆二年（1568），葡萄牙天主教徒卡内罗到达澳门，设"癫病院"于澳门白马庙，成为将西医传入中国的第一人。鸦片战争（1840）以后，西方的经济文化开始大规模传入中国，随之西方医学也加快了向中国的传播。英国医生合信氏，于清道光二十八年（1848）在广州设立医院，并先后译著《全体新论》《博物新编》《西医略论》《妇婴新说》《内科新说》等书。这些书较之明代传入的诸书，在内容上已有明显进步，与现代西医学基本一致，仅仅是较为粗浅而已，故其影响亦较大，流行较广。石寿棠在学医过程中，也不可避免地接触到西学，对此他亦是兼收并蓄，为我所用。如在《医原·望病须察神气论》中说："西学云：胃横居膈下偏左，脘大向左，尾小向右"，"西学谓脾居胃之左，在第九至十一肋骨之内，脾形如竖掌，与胃相连"等。又如，其在《医原·望病须察神气论》中论及肾与膀胱时说："肾主水，肾开窍于二阴。肾与天枢穴通，故曰当脐属少阴经。膀胱在前阴交骨之里。西学谓膀胱内有精囊，有精、溺两管，内底有两小窍，斜与肾通。按：男子精、溺管，至前阴会而为一，女子分而为二，此阳奇阴偶之义也。《经》曰：膀胱者，州都之官，津液藏焉，气化则能出矣。夫所谓津者，溺是也；液者，日生之精是也。气化者，三焦之气化也。彼西学之说，尚与经义不悖。脏腑部位体用如此，知此则知肾之所在矣。然病有诸内，必形诸外，更当即著于外者言之。"石寿棠还在《温病合编·序》中说："敢希海内名贤补偏救弊，实能起夭札之民同登寿宇，棠将执弟子之礼以事之。"在对待西学的态度上，石寿棠与晚清重臣李鸿章有所类似。如清光绪十六年（1890），李鸿章在为《万国药方》作序时指出："倘学者合中西之说而会其通，以造于至精极微之境，与医学岂曰小补！"

二、生平纪略

现存资料中，关于石寿棠的生平介绍，说法各有不同，有如下记载：

其一，《医话名著注释丛书·医原》中介绍："石芾南（生卒年月不详），字寿棠，又字堪棠，晚清医家，江苏安东（今江苏涟水）人。七世业医。幼尊父训，朝习儒，夕攻医，故医、儒皆精，曾举孝廉"。

其二，中医古籍出版社据中国中医研究院图书馆馆藏清代绿格抄本影印的《温病合编·前言》云："明清之际，温病学派崛兴，诸家鹊起，论著迭出。咸丰、同治间，有安东石芾南，字寿棠，举孝廉，榜名湛棠，其家七世为医，著《医原》三卷，颇负盛名。因虑初学之士，略见一斑，未窥全豹，难免有顾此失彼之憾；遂博考群贤议论，遍访名师，并承家学，编次《温病合编》五卷，意在荟萃诸说，以飨读者。"

其三，《淮阴市卫生志》记载，石寿棠（约生于清嘉庆末年，卒于清同治年间），字芾南，安东(涟水)县涟城人。道光二十九年（1849）举人，清代著名医家。石氏为医药世家，至石寿棠已行医七代。其父在他入塾读书时，即授以医家言与四书等并读，曰："业医而不读书，有终身由之而不知其道者，且为人子而不知医，亦非孝也。"还为他立课程："朝而儒，夕而医。"石寿棠学习勤奋，历数十寒暑如一日，虽习举子业，未尝忘医，故才识既高，学术并茂。咸丰三年（1853），其"重述先子之绪言，因汇前贤之全说，凡四阅月，得《医原》20篇"。清咸丰十一年（1861），《医原》首次印刷问世，以后多次再版。全书分上、下两卷：上卷12论，分别论述人体的生理、病变及四诊等问题；下卷8论，分别论述内伤、燥、湿等病证。同治六年（1867），完成《温病合编》一书，即现中国中医研究院绿格抄本。

其四，据石寿棠的学术传人"印氏中医"成员转述：石寿棠，又名湛棠，字芾南(1823—1869)，江苏安东人(今涟水县)，道光二十九年(1849)举人，淮北名孝廉，清代著名医家，文武全才，1866—1868年曾主持团练护卫家乡，七世事医。石府位于涟城南门兴文街（老人武部北侧），为四合大院，有瓦房百间。石寿棠自幼读书即朝儒夕医，历经数十年，"才识既高，学术并茂"，于清咸丰十一年（1861）著成《医原》，全书2卷20篇，对于阴阳五行、脏腑经络、气血津液、望闻问切及临床主要科目，无不论及。另于同治六年（1867）辑有《温病全编》一书。此外，尚有多部医著未流传于世。石寿棠精擅温病、内科、妇科、儿科等。

为了进一步了解石寿棠的生平，笔者专程去石寿棠故里——江苏省淮安市涟水县、石寿棠去世之地苏州市、石寿棠传人行医之上海市进行调研。同时，仔细查阅了《重修安东县志》，其中卷十三"人物志"记载："石寿棠，字芾南，举人，人至孝，以母久病习医，昼夜攻苦，积二十余年，穷邃医学，贯穿百氏之言，著《医原》一书，虽专家不能过也。为人清修介直，居城市中与流辈不肯逐，遂闭门用文藉自娱。会粤贼陷金陵，淮北震动，邑侯强起办乡团，时县境设局，数十民兵联集，声势甚盛，寿棠实总起事，作其武勇，而平其不协，官民贴然，晚以候选府同知，奉李相国鸿章檄，赴巡抚治所，遂客死苏州流寓。"在上海，笔者走访了石寿棠的学术传人印虎先生。据其讲述，石家在淮北颇有根基，与李鸿章家族曾有往来且有结亲之事。后来，石寿棠离开故里前往苏州上任，在苏州不幸感染瘟疫而逝。根据史料记载及李鸿章年谱印证，笔者认为印虎先生讲述的情况还是可信的。

石寿棠出生于医学世家，传至石寿棠已行医七世。石寿棠的启蒙教育依旧是从儒医并举开始的。其父在石寿棠入塾读书时，即同时授以医学著作与儒家四书等。如石寿棠在《医原·自序》中记载了其学习的历程。其云："余家事医学，历七世于兹矣。忆自入塾受书时，略明句读，先君子即授以医家言，命与四子书并读。尝谓业医而不读书，有终身由之而不知其道者，且为人子而不知医亦非孝也。爰为寿棠立程课，朝而儒，夕而医，历数十寒暑如一日，虽习举子业，未尝或忘。"由上可见，石氏医学世家儒与医并重，正如石寿棠之父所言，"业医而不读书，有终身由之而不知其道者"。亦即，要洞悉医道，必须深入学习古代哲学，尤其是儒家经典。为此，石寿棠"朝而儒，夕而医"，经过数十年的勤奋学习，后来终于中举成名而步入仕途。步入仕途后，石寿棠仍不辍医学。其医术精湛，擅长温病、内科、妇科、儿科等；不仅融合家学，且多有理论建树；博采各家之长，尤以取法叶天士、吴鞠通两家为多。同时，对西学也有所参考。据金元烺主修、吴昆田等纂，清光绪元年刊行，民国二十一年翻印的《重修安东县志·卷七》中记载，石寿棠于清道光二十九年（1849）中举，其"为人清修介直，居城市中与流辈不肯逐，遂闭门用文藉自娱"，有独善其身的儒家之风。但在遇到社会动荡时，石寿棠也能挺身而出。清咸丰元年（1851）1月，以洪秀全为首的太平天国运动开始，并于清咸丰三年（1853）攻占南京，这对淮北地区形势影响极大。此时石寿棠并没有安居家中，而是积极组织团练护卫家乡，维护社会秩序。如《重修安东县志》记载："会粤贼陷金陵，淮北震动，邑侯强起办乡团，时县境设局，数十民兵联集，声势甚盛，寿棠实总起事，作其武勇，而平其不协，官民贴然。"石寿棠因此有功被候选府同知，后来被时任江苏巡抚李鸿章征召，去苏州任职。清同治八年（1869），其在出任苏州列台衙门文案之职时，病逝于任上。

石寿棠年谱

清道光三年（1823），出生于江苏省淮安市涟水县。

清道光二十九年（1849），中举人。

清咸丰三年（1853），开始主持团练，护卫家乡，并编著《医原》。

清咸丰十一年（1861），《医原》首次刊印。

清同治六年（1867），编著《温病合编》并刊行。

清同治七年（1868），以候选府同知前往苏州任苏州列台衙门文案。

清同治八年（1869），染瘟疫逝于苏州。

三、从医经历

石寿棠因出身于医学世家，所以自幼即开始学医，过着"朝而儒，夕而医"的生活。同时，由于其母体弱多病，促使其更加发奋学医。如《重修安东县志》记载："人至孝，以母久病习医，昼夜攻苦，积二十余年，穷邃医学……"因母病求医，也使石寿棠有了与众多医生交流的机会。如《医原·自序》："家慈又体质素弱，医药不离，每侍疾时，与医家参以诊剂，辄颇得效，自是尤三致意焉。"可见石寿棠学医，一方面有家传七世从事医学的背景，另一方面在诸医家给其母诊治的过程中，多有交流经验的体会。从石寿棠著作的相关内容中，能看出其在学医过程中或私淑或亲授的几位老师。如《医原》中曾提及多位医家的观点，远至汉代张仲景、宋代钱乙，近至清代喻嘉言、陈念祖等。其中，被石寿棠尊称为"先生"，且甚为看重者，有以下四位：

一是"鞠通先生"。如《医原·儿科论》："吾乡鞠通先生，悯儿之疾苦，作《解儿难》一册……疳积一证，鞠通先生谓疳者干也，干生于湿，与内伤饮食痓同一病因。"即清代名医吴瑭（1758—1836），字鞠通，与石寿棠生活年代、地域有接近之处。

二是"春山先生"。如《医原·闻声须察阴阳论》："春山先生分平仄看法，实有至理。"《医原·湿气论》："余氏春山曰：阳为湿郁，不能外达下行……"春山先生，即清代医家余国珮，字春山，生卒年不详，婺源人，业医于金陵、如皋等地；咸丰元年（1851）著《医理》一书，略早于《医原》的成书年代。而且，余国珮的生活年代、行医地域和学术观点，与石寿棠均有密切联系。余国珮所著《医理》，与《医原》有异曲同工之妙，如均重视燥、湿二气等。

三是"瑟庵先生"。如《医原·儿科论》："瑟庵先生云：世俗妄传惊风之证，惟此乃副其名。"又如，《温病合编·用承气三弊》："汪文端公瑟庵曰：温热之证，有解表之后邪复聚表……"考瑟庵一名，医家无载，此应是清代文人汪廷珍（1757—1827），字玉粲，号瑟庵，江苏山阳人，谥文端，与吴鞠通年龄相仿又是同乡，关系密切；曾为《温病条辨》作序及按语，但非医家。人民卫生出版社于1963年出版的《温病条辨》，每卷首页均写有参与《温病条辨》一书编纂的全体人员名单。如"汪瑟庵先生参订，征以园先生同参，朱武曹先生点评，吴瑭鞠通氏著，受业侄嘉会校字，男廷莲同校"。需要说明的是，目前通行的排印本《医原》，在书中的《内伤大要论》中，曾提及"汪讱庵先生"。如"汪讱庵先生云：小儿喜怒悲恐，较之成人，更专且笃，不可不察"。汪讱庵，即清代医家汪昂（1615—1694），字讱庵，初名恒，安徽休宁县城西门人，距石寿棠的生活年代较为久远，而考《医原》中国医学大成本，此处作"汪瑟庵"。考虑到其所涉及的儿科内容及汪瑟庵与吴鞠通的密切关系，此处应为"汪瑟庵"为是。而且在春山先生余国珮的《医理·六气独重燥湿论》中，曾提及汪瑟庵对燥邪论的贡献，吴鞠通的《温病条辨》中也确有汪瑟庵点评燥邪之语，故此处应是"汪瑟庵"。

四是"景岳先生"。如《医原·内伤大要论》："或曰：景岳先生云：丹田暖则火就燥，下元固则气归精，甘温能除大热，又何不可用之乎？""景岳先生"即明代医家张介宾，字会卿，号景岳。

以上石寿棠著作提及的四位先生之中，余国珮、吴鞠通对石寿棠的学术影响较大。

另外，在《温病合编·序》中，石寿棠点评了众多医家，也恰恰反映出其从医过程中博览众家著作的学习经历。如云：

"东汉南阳张太守仲景，著《伤寒论》《金匮要略》，集医中之大成，俾后世治伤寒杂病者，皆得所宗主。其余五气，原别有方论，惜乎兵火散失，遗经不完。"

"金元大家中，如东垣老人，详于内伤而略于外感，虽冬温、春温二义能从《内经》悟出，而立方犹不远伤寒。朱氏丹溪，长于温热，善用寒凉，而论治未尽美备。惟金之刘守真，主三焦立论，而不墨守伤寒六经，可谓独辟洪蒙，揭日月于中天矣。然其论混在《伤寒六书》（疑是《河间六书》）中，要在人眼光采择耳。"

"宋元以来，如庞安常之《总病论》，立方专主和解；朱肱之《活人书》，温散杂以苦寒；他如韩祇和之《微旨》，王寔之《证治》，张子和之《心镜》等书，类皆将温热之病认作伤寒，以伤寒之方混疗温热。不知寒温二字判若霄壤，而所入之门又属殊途。"

"明代方中行，著《伤寒条辨》，直登仲景之堂；而论温热，偏分阴分阳，将四时之感冒风寒者指为寒疫，未免混淆学者之心目。"

"迨吴氏又可出，著《温疫论》，发前人所未发，读之若暗室之一炬。维时崇祯辛巳，疫气流行，故所论但一时之温疫，非常候之温热，而且独主九传，不分三焦；其疏利攻下成方，治中焦实证则得矣，而于风温、湿温、暑温诸证，初传上焦手太阴、手厥阴，宜用清凉轻宣、芳香逐秽诸法；终传下焦足少阴、足厥阴，宜用救阴潜阳诸法，皆未有备。"

"上元戴氏麟郊，著《广温疫论》，取吴又可书，为务本而润色之，其论辨至详且明，而立方仍有未尽备者矣。"

"西昌喻氏嘉言，著《尚论篇》《医门法律》《寓意草》三书，其论温病主《内经》立说，直探本原，而中下二篇竟混入伤寒少阴阴证，立方专主温经散寒，一一求合仲景《伤寒论》。岂知伤寒伤人之阳，救阳为急，故主乎温；温热伤人之阴，救阴为先，故主乎清。以喻氏苦心积学之士而误会至此，其他概可知矣。"

"吴闻叶天士出，著《温热论》，穷究入微，独超千古。"

"又得吾淮乡前辈吴鞠通先生，著《温病条辨》，取其论辨而推广之，其论证穷流溯源，详审精密，而所立清营、清宫诸方又未能透邪外出，殆未免偏于救阴，有矫枉过正者欤。"

由上可见，石寿棠学习温病，遍览古籍，辨析得失，兼收并蓄，可谓"穷邃医学"（《重修安东县志》）。

石寿棠

著作简介

据传石寿棠平生有著作多种，但通过中国中医科学院图书馆主编的《全国中医图书联合目录》检索，石寿棠的著作现行于世者有三部:《医原》《温病合编》《温热学讲义》。其中《温热学讲义》有台湾印本，但是大陆未见。目前，在大陆能够见到的石寿棠著作，仅有《医原》和《温病合编》两部。同时，由于《医原》与《医理》两书，从书名、内容、学术传承都有密切联系，故笔者在《医原》之后，再对《医理》做简要介绍;在介绍《温病合编》之后，将国内《温热学讲义》收录的石寿棠关于温病的一些认识作为附录。

一、《医原》

《医原》，共计 2 卷，刊于清咸丰十一年（1861），约 9 万余字，系医论医话类著作，收载了石寿棠数十年间有关业医的心得体会。其针对当时不少医家对医学"昧于其原，而仅逐其末"（《医原·张序》）的现状，遂著书阐析医原，谓"能达其原，而岐伯之奥旨，仲景之秘思，中法西法之妙用，一以贯之矣"（《医原·吴序》）。

据《医原·自序》云:"年来公车栗六，迄无暇时，复以南北烽烟，逼近乡里，邑侯延余倡办团练，每于夜巡稍暇，人静更阑，重述先子之绪言，因汇前贤之全说，凡四阅月，得《医原》二十篇。"可见石寿棠是在主持团练护卫家乡时编纂了《医原》一书，此时是清咸丰三年（1853）。《医原·吴序》（时咸丰十有一年辛酉夏月清河愚弟吴昆田谨序）为吴昆田(1808—1882)所作，吴昆田为清代诗人、藏书家、方志学家。《清史稿·卷四百八十六·列传二百七十三》记载："吴昆田，淮安府清河人，字云圃，举人，刑部员外郎。晚年家居，贼犯清河，团练防守，邑赖以安，著《漱六轩集》。"此段记载与石寿棠在《医原·自序》中所述情景吻合，可见咸丰十一年（1861），历经八年反复修改，《医原》首次刊行问世。此书是石寿棠临床经验和学术研究集大成之作，对于阴阳五行、脏腑经络、气血津液、望闻问切及临床主要科目无不论及。全书共20论，分上、下两卷。上卷12论，分别论述人体的生理、病变及四诊等；下卷8论，分别论述内伤、燥、湿等，皆属医论。

《医原》一书，简要精练，医理深刻，得到当时及后世医家的认可。石寿棠对于中医学术，敢于争鸣，勇于创新；诸论引文广博，由博返约，深入浅出，易读易懂。书中有不少独特的见解，给后人以启发。该书以阴阳、五行、八卦等学说，解释脏腑、经络、气血（包括营卫）、津液的生理功能与病理变化，以及指导辨证、立法、处方、用药等。尤其是有关八卦学说的广泛运用，与阴阳五行理论结合起来，阐明天人相应的关系，是本书的一大特色。石寿棠非常强调天人相应的理论，认为人身是一小天地，"人禀天地之气以生，即感天地之气以病，亦必法天地之气以治"（《医原·百病提纲论》）。这就是作者所谓的医之原，也是撰写本书的主要目的，即"因病之原，探医之原，并探其原中之原"（《医原·张序》）。石寿棠在论述病因、辨证、治法、用药等内容时，突出"燥"与"湿"的理论。对于燥湿的系统论述和详细阐发，与《医理》一书相得益彰，在中医著作当中甚是独特。石寿棠认为，"天地之气，阴阳之气也；阴阳之气，燥湿之气也"（《医原·百病提纲论》）。据此推论，病因方面，不论外感、内伤，总由燥、湿所化。治疗方面，外感不外使燥湿之邪有出路，内伤则随燥湿病变之所在脏腑而分别施治。至于用药，石寿棠认为，"古人论药性，多言气味，少言体质……病有燥湿，药有燥润。凡体质柔软，有汁有油者，皆润；体质干脆，无汁无油者，皆燥。然润有辛润、温润、平润、凉润、寒润之殊，燥有辛燥、温燥、热燥、平燥、凉燥、寒燥之异，又有微润、甚润、微燥、甚燥之不同"（《医原·用药大要论》）。对于具体药物，亦以燥湿为纲予以分类，以便临床选用。由此可见，强调燥湿理论，是作者的主要学术特色。书中对于望、闻、问、切四诊，各有专论阐述，亦均有发挥，而以《医原·望病须察神气论》一文尤精。任应秋教授曾评价说："石寿棠的《望病须察神气论》，原载于所著《医原》中，发挥望诊最全面，无出其右者。"（《中医各家学说》）书中对望色、部位、形窍、胸腹、脏腑部位、内病外形等的望诊方法及其在辨证上的意义，均有具体的阐发，其中特别强调察神气的重要性。石寿棠认为，"人之神气，栖于二目，而历乎百体，尤必统百体察之"。其临床意义在于，"察其清浊，以辨燥湿；察其动静，以辨阴阳；察其有无，以决死生。如是而望始备，而望始神"。《医原》之立论，在乎先识人身内景、脏腑形质、营气卫气、五行生克、百病提纲及手足经络、阴阳表里之义；次及内伤、外感、儿科、女科，标本虚实，无不洞悉原委，深中病机；又次则述及药性，有论无方。书中旁征博引，深入浅出，多发古人所未发，对许多问题有独到见解，给后人不少启迪。

版本概况：本书初刊于清咸丰十一年辛酉（1861），有咸丰十一年留耕书屋刻本、光绪十七年辛卯（1891）铅印本及抄本。1936年，曹炳章将《医原》一书辑入《中国医学大成》，并指出"实为习医必读之书也"。现通行本是王新华校注，江苏科学技术出版社1983年5月出版的中医古籍小丛书《医原》单行本；还有邢玉瑞主编，苗彦霞、张淑珍注释，上海浦江教育出版社（原上海中医药大学出版社）2012年3月出版的《医话名著注释丛书·医原》注释本。

附：《医理》

《医理》的书名和内容，均与《医原》有相似之处，故在此亦对该书做简要介绍。《医理》，共计 1 卷，为清代名医余国珮所著，刊于咸丰元年（1851），早于《医原》而成书。此书内容为医论医话，共分 21 小节，分别为：六气独重燥湿论、湿气论、治湿法、燥气论（附治法）、风无定体论、暑病论、寒与燥同治论、五行异体同源论、内伤大要论、察脉神气论、外科燥湿分治论、医心论、元会大运论、医法顺时论、药性随运变更论、地天泰论、医主意论、望闻问切论、行气活血求本论、调经宝生论、石膏论（附）。有些篇章所论内容实质与《医原》均有重复。余国珮在《医理》自序中，阐明了自己的学医经历及师承，并云："医书著述，代不乏人，皆取已效成方，依傍古法，详加注释，遂致医书汗牛充栋，使后学者莫得其指归。"指出医家编写书籍往往侧重于旁征博引，而缺乏自身创见，使读者"寻流忘源，门类越多，歧途越甚，以至后学唯于趋向"。《医理》力避繁冗，全书字数不过 22500 余字，却涉及病因病机、望闻问切、治疗大法、药物性味、专科疾病等，基本概括了理法方药的全部内容，并结合临床实践，予以精辟论证，使后人读此书能"明其理而后能知治病之法，并可悟却病之方"。《医理》最显著的特点，是首创以燥湿为纲，统领病因、诊断、治法、方药。同时，是书还反复强调"医家必须返博为约，既得纲领，胸中自有成见"。提醒后学者：在参考古方的前提下，发明前人所未备，不一味抄录古人之方，须随时了解大运之变更、六气之纲领和致病因素，以此改变成方的配伍，应付疾病无穷之变化。《医理》之医法立论简而理赅，内伤从性命源头立论，外感独重燥湿为纲。察脉诊断须去繁为约，以刚柔二脉辨其燥湿，以圆遏两字察探病情之进退，以浮沉缓数大小六脉察病机之转变，以神气之有无验其死生等，所论多为发古人所未及。整部书立意新颖，编排有序，医法严谨，简而理赅，论证精详，条辨清晰，对启迪后世，指导临床均有裨益。

版本概况：本书撰写于清咸丰元年（1851），有清宣统二年（1910）皋邑蒋希原抄录本，目前未见有其他抄本及刻本。现通行本为中医古籍出版社 1987 年 1 月出版的珍本医籍丛刊《医理》单行本。

二、《温病合编》

《温病合编》，共计 5 卷，六万五千字左右。依其自序所署时间推论，该书应撰写于清同治六年（1867）。本书的编写目的在于使读者明确伤寒与温病之区别。如石寿棠在《温病合编》自序中云："盖气有正有邪，病有常有变，如伤寒感天地之正气，温疫感天地之厉气，气不同而治因亦异，毫厘之差，千里之谬，辨之不可不早辨也。"指出伤寒和温病的病因不同，则疾病的发生发展规律也不相同，论治亦有差别，应仔细鉴别。后世医家在认识上有得有失，凡此种种凸显温病治疗之难。如很多人"皆将温热之病认作伤寒，以伤寒之方混疗温热。不知寒温二字判若霄壤，而所入之门又属殊途。伤寒，邪从毛窍入，由表传里；温热，邪从口鼻入，由里达表。不察乎此，而概以温散为法，是直以温治温矣，其贻误岂浅鲜哉！"（《温病合编·自序》）于是，石寿棠"常虑初学之士略见一斑，未窥全豹，未免有顾此失彼之憾。因于课读之余，尚论轩岐经旨，博考群贤议论，敬承家学，遍访名师，其于盈庭聚讼者必衷诸一是，其于卷帙浩繁者必要其旨归，琳琳珠璧，无美不搜，名曰《温病合编》"（《温病合编·自序》）。书中卷首先辨析《内经》以来的历代观点；卷一提炼温病总纲及各类温病之大纲，明辨伤寒与温病之区别；卷二论治温病及相关注意事项；卷三细述温病表证、里证、五兼证、十夹证、后遗诸症、妇人小儿温病注意事项及用药宜忌；卷四列论温毒证治、疫痧表里见证及附录类伤寒四证。

在此书中，石寿棠融汇叶天士、吴鞠通等医家理论，并提出自己对温病的独特观点。如辨证施治力主三焦立论，认为初在上焦，宜用清凉轻宣、芳香逐秽诸法；次传中焦则宜疏利攻下；终传下焦宜救阴潜阳。对温病夹虚施治尤须在意，必兼生津养阴之品。

学苑出版社2007年3月出版的《温病学进阶三书》就收录了该书，并在序中评价："明清之际，温病学派勃然，名家粲然，论著纷然，而能集诸家精华者，莫如石寿棠《温病合编》、王士雄《温热经纬》二书。《温病合编》成书于清同治六年（1867），尊崇叶、吴，旁采诸家，并以石氏己意缀合之，文辞晓畅而立论公允，为温病入门之正阶。"

版本概况：本书现仅存中国中医科学院图书馆馆藏清代绿格抄本。目前通行本是1985年5月中医古籍出版社影印中国中医研究院图书馆馆藏清代绿格抄本的中医珍本丛书《温病合编》影印本；此外，还有2007年3月学苑出版社出版的《温病学进阶三书——温病合编、温热经纬、温热论笺正》的合刊本。

附:《温热学讲义》

据中国中医科学院图书馆主编的《全国中医图书联合目录》检索，石寿棠还著有《温热学讲义》一书，系1934年日本台湾汉医药研究室铅印本，但是大陆未见。经查，国内目前所见之《温热学讲义》有两种，均有对石寿棠经验的引用。可见石寿棠的学术思想在当时还是比较有影响的。具体情况如下：

一是何廉臣的《重订广温热论》，又名《温热学讲义》。《重订广温热论》的初本为戴天章所撰的《广瘟疫论》，后经陆懋修删订补充，改名《广温热论》，再经何廉臣参考前贤著作，进行综合印证、增删补充、悉心重订，最终订名为《重订广温热论》，于1911年出版。该书力主伏火是伏气温病的共同病因，倡立温热四时皆有学说，阐明新感温病与伏气温病的本质区别，创立了伏气温病辨证论治的完整体系，形成了"一因、二纲、四目"这样一个此前未得系统阐述的较为完整的辨证论治体系。而且这本书

"验方妙用"卷中，明确标明援引《医原》方处9次，引石氏犀地汤3处。

二是王普耀（字香岩）于1936年编写的《温热学讲义》，系浙江中医专科学校讲义三十三种之一。据《中国医籍大辞典》记载，全书分上、下两篇。上编载有叶天士的《温热论》《叶香岩三时伏气外感篇》和薛生白的《湿热病篇》，集辑王孟英、徐灵胎、章虚谷等各家注释阐发，以求便览。下编载有石寿棠《燥气论》《湿气论》等篇，历代治温病方112首。末附"论冬风燥酿痰咳嗽"，认为此等咳嗽宜清轻以存津液为首务。笔者未能找到此书，但从对此书的介绍来看，也与石寿棠学术思想密切相关，值得后续研究。

石寿棠

学术思想

　　石寿棠博采各家之长，尤以取法叶天士、吴鞠通两家为多，同时融合家学，折衷西说，故能不落俗套，卓然成家。其提出"燥湿二气为百病之纲领"的学术观点，对后来的医学界产生了一定的影响。石寿棠在学术上，对当时中医界"昧于其原而仅逐其末"的现象很是担忧，认为这种不求甚解，知其然而不知其所以然，盲目运用方剂治疗，忽视医理探源的做法，不利于医学的发展。所以，撰著"《医原》二十篇，因病之原，探医之原，并探其原中之原"（《医原·张序》），以阐明疾病诊治之根本原理，对中医理论和临床实践均有创新和发展。同时，石寿棠重视阐发疾病之原，其在重视天人相应和阴阳五行的基础上，提出"燥湿二气为百病纲领"，在病因、病机、辨证、诊断、治疗以及药性理论等方面均有独到的见解。如：病因方面，认为无论外感、内伤，总由燥、湿所化。治疗方面，认为外感不外使燥、湿之邪有出路，内伤则随燥、湿病变之所在脏腑而分别施治。对于具体药物，也以燥湿为纲进行分类以便临床选用。所以，任应秋教授在《中医各家学说》中评价说："《用药大要论》载于石氏著《医原》卷下，大旨在从药物的刚柔体质，来分析其不同的效用。因此，一如其分析病变的精神，把药物分做燥、润两大类，各以气味之不同而殊其功，亦可谓善于组织者。"同时在温病方面，石寿棠根据家传、师承，并结合其燥湿理论，也有自己的心得体悟，撰写了《温病合编》。此书也是研究石寿棠学术思想不可或缺的著作。

　　总体而言，石寿棠的学术思想集中反映在其《医原》《温病合编》两部著作当中，学术上重视阐发疾病之原，在重视天人相应和阴阳五行的基础上，力推"燥湿二气为百病纲领"的观点，在病因、病机、辨证、诊断、治疗及药性理论等方面均有独到见解，对中医理论和临床实践均有所创新和发展。

一、学术渊源

关于石寿棠学术思想的渊源，有认为其是独重燥湿理论的首创者，也有认为其燥湿理论源于余国珮所著《医理》。笔者认为，石寿棠从医，除家有所传之外，还兼容并蓄，博览众家之书，为其阐发新说奠定了基础。细究其《医原》《温病合编》的内容，其学术见解应是来自不同医家的影响。

（一）师承余国珮且独重燥湿

石寿棠在《医原》中提及的四位先生，以《医理》的作者"春山先生"出现次数最多，可见其对石寿棠的学术影响最大。如《医原》之中，有十余处提及"春山先生"，除笔者在前文所引2条外，现将余者分列如下：

《医原·望病须察神气论》："春山先生曰：人之神气，在有意无意间流露最真，医者清心凝神，一会即觉，不宜过泥，泥则私意一起，医者与病者神气相混，反觉疑似，难于捉摸。"

《医原·切脉源流论》："春山先生分刚柔、圆遢、神气六字看法，最妙。"

《医原·内伤大要论》："春山先生曰：龙雷为水中之火，春夏湿升水旺之时，龙雷多动，雨势愈大，电光愈腾，必得西方风起，天之燥气下降，龙雷乃藏。"

《医原·女科论》："春山先生曰：气为血帅，血实为气舡。"

《医原·女科论》："春山先生云：治风先养血，血充风自灭。"

《医原·儿科论》："春山先生谓痘疹为燥火之甚者也，其次当以痉病为重。"

《医原·用药大要论》:"春山先生谓病有燥湿,药有燥润。"

《医原·用药大要论》:"春山先生从邵子元运之说,谓古今药性,未能画一,如今之元会世运,正当燥火司天,故燥病独多,万物亦从之而变燥,金味辛,火味苦,故药味多变苦辛。"

以上内容,从诊断到病机、妇科、儿科、用药,涉及 8 个篇章,而且相关篇目内容与余国珮的著作《医理》有多处相吻合,尤其是对"燥湿"的理论阐述。学者汪沪双研究余春山资料时指出,新安医家余国珮在其《医理》《婺源余先生医案》中系统阐述了"燥、湿";其《医理》成书于咸丰元年(1851),早于《医原》成书年代。学者周雪梅、陈雪功比较《医原》和《医理》两书的书名、条目、内容、行文等,认为两书所论多有雷同,应该是石寿棠阐发和推广了余国珮的"燥湿论"。笔者认为,从余国珮曾在江苏南京、如皋业医从职的经历来看,很有可能余国珮就是石寿棠的授业老师之一。否则,《医理》和《医原》的成书年代、书名、内容不会如此相近,而且《医原》中多次援引"春山先生"之语,而《医理》也首列"六气独重燥湿论""湿气论""燥气论"等。这些都说明石寿棠以燥湿统百病的学术思想,也是秉承余国珮而来并发扬光大。

石寿棠的学术思想,反映在《医原》当中最为突出的是"燥湿统领百病"理论,究其渊源与《医理》一脉相承。虽然石寿棠的燥湿理论有所偏颇,但其在中医学发展史上确有其独到之处。以此为基础,其临证尤重"轻重之准,刚柔之质,先后之宜",尤其深究一个"原"字。其所谓"原",实即天人相应理论。认为医者如"能达其原,而岐伯之奥旨,仲景之秘思,中法西法之妙用,一以贯之矣"(《医原·吴序》)。在"四诊"方面,石寿棠吸取各家之长,系统地总结了望、闻、问、切的方法、内容及临床意义。其中对于望诊更有独到见解。其云:"人之神气栖于二目……察其清浊,以辨燥湿""舌之有苔,犹地之有苔……舌之苔,脾胃津液上潮而生，故平人舌中常有浮白苔一层，或浮黄苔一层"（《医原·望病须察神气论》）。石寿棠总结多年临床经验，首次提出"其胃、肾津液不足者，舌多赤而无苔，或舌中有红路一条，或舌尖、舌边多红点"（《医原·望病须察神气论》）。总体来说，石寿棠在《医原》中所论，既本于中医理论之旨，又有所发挥创新，特别是以燥湿为纲阐释病机、指导用药，颇具特色。但是，细读《医原》并前后印证，其所论"燥湿二气为百病纲领"，应是在"春山先生"影响之下形成的理论见解。

（二）学宗吴鞠通又兼收并蓄

石寿棠对吴鞠通的学识也极其推崇。如《温病合编》卷首，就列出《内经》（鞠通氏注）"，此后，又在书中多次援引吴鞠通对温病的见解，显示出对吴鞠通温病学术思想的赞同。同时，石寿棠并未全盘接受吴鞠通的观点，如其在《温病合编·自序》评价说："所立清营、清宫诸方，又未能透邪外出，殆未免偏于救阴，有矫枉过正者欤"。纵览《医原》当中，有5次提及"鞠通先生"，如：

《医原·百病提纲论》："吾淮鞠通先生尝谆言之，奈何病家犹强食，医家犹禁食，而竟昧乎大中至正之理也哉。"

《医原·女科论》："鞠通先生谓天下本无事，庸人自扰之。""鞠通先生云：经谓燥淫所胜，男子癞疝，女子少腹痛，此燥气延入下焦，搏于血分，坚结不散，而成癥疾，勿论男、妇，化癥回生丹主之。"

《医原·儿科论》："吾乡鞠通先生，悯儿之疾苦，作《解儿难》一册……鞠通先生谓：疳者干也，干生于湿，与内伤饮食疰同一病因……此与鞠通先生谓疳积生于饮食不节，隐隐相合。"

由上可见，《医原》之中并没有过多涉及温病学的内容，而是本着其写作目的探讨医学之源，围绕病机、妇科、儿科加以论述。同时，从其对吴鞠通口头语"天下本无事，庸人自扰之"的记载可以看出，"鞠通先生"应有对石寿棠面授机宜之处。

此外，清代诗人、藏书家、方志学家吴昆田，在《医原·吴序》中称与石寿棠"初识之于京邸，恂恂若无能者，嗣闻其善医，视其方亦似与人无殊特者，而应手辄效，叩之以其故……客冬以团练之役，访之于涟城，就询时务，虽一乡一邑之设施，而洞见症结，因地制宜，亦如随证立方焉"。可见其与石寿棠甚为熟悉，并为《医原》作序。同时，吴昆田与当时的名医吴鞠通交游甚好。另外，《吴鞠通传》的作者，清代文人朱士彦，与《医原》中提及的清代文人瑟庵先生汪廷珍也都熟识交往。由此可以推断，石寿棠与吴鞠通应有认识和交往的机会，甚至石寿棠也应受过吴鞠通的传授指点，否则《医原》当中也不会出现有关"鞠通先生"的训导口头之语。石寿棠不仅在温病学方面学宗吴鞠通，在妇科、儿科等证治当中也借鉴了吴鞠通的经验，反映出石寿棠比较全面地吸收了吴鞠通的医学思想和临床诊疗经验。

另外，石寿棠著《温病合编》一书，分温病总纲、治法、表里证、五兼证等，同时对温毒证治、类伤寒四证，均有详细阐述。如石寿棠重视伤寒与温病的区别，在《温病合编·自序》中就明言："盖气有正有邪，病有常有变，如伤寒感天地之正气，温疫感天地之厉气，气不同而治因亦异，毫厘之差，千里之谬，辨之不可不早辨也。"指出伤寒与温病的病因不同，其表现和论治也大有不同。伤寒从张仲景创立六经辨证之后，后世医家大多按其法论治，惟刘完素主三焦立论，而不墨守伤寒六经之法，故石寿棠称其"独辟洪蒙，揭日月于中天矣"（《温病合编·自序》）。至清代吴鞠通，在《内经》及叶天士等医家论述的基础上，根据外感温热病发生发展的一般规律，创立了三焦辨证之法，为温病治疗提供了良好的思路。在《温病合编》中，石寿棠汲取了叶天士、吴鞠通的温病诊治思路。如温病重津液的保护，由于温病为阳热之邪侵犯人体，阳热之邪最易伤阴，而治疗时汗与下法应用不当，使津液流失于无形之间，又加重了津液的耗伤。因此，在温病治疗过程中，始终要注意对津液的保护。同时，石寿棠对湿热证从肺治也有心得。湿热之邪，黏腻难化，又易阻滞气机，治疗颇费周折。石寿棠妙思，善从肺论治，言治法总以轻开肺气为主。因肺主一身之气，气化则湿自化，即有兼邪，亦与之俱化。湿气弥漫，本无形质，宜用体轻而味辛淡者治之，以启上闸，开支河，导湿下行以为出路，湿去气通，布津于外，自然汗解。

在温病学术方面，石寿棠虽提倡博采诸家，但细究其书还是特别推崇叶天士、吴鞠通。叶天士在《温热论》中主张以卫气营血为纲辨治温病，提出"温邪上受，首先犯肺，逆传心包，肺主气属卫，心主血属营"；又言"卫之后方言气，营之后方言血"；治疗宜"在卫汗之可也，到气才可清气，入营犹可透热转气，入血就恐耗血动血，直须凉血散血"。继河间学派之后，这些论述极大地提高了对温热病的认识，同时提出了察舌、验齿和辨斑疹白痦等温热病的诊断鉴别方法，使得温热病的辨治能够自成体系。石寿棠因此重视伤寒与温病的鉴别，致力于探索温病论治的特点。同时，吴鞠通又以上、中、下三焦为纲，统论温热、湿热与温疫诊治，提出清营、清宫、清络、育阴等治疗原则，深化了温病清热养阴的治疗大法。同时，对于石寿棠对燥的认识有一定启示，其治燥之法也脱胎于育阴诸法当中。因此，石寿棠辨证施治力主三焦立论，认为初在上焦宜用清凉轻宣、芳香逐秽诸法，次传中焦则宜疏利攻下，终传下焦宜救阴潜阳，对温病夹虚施治尤须在意，必兼生津养阴之品。

（三）私淑叶天士并另有发挥

在《温病合编·自序》中，石寿棠对历代伤寒、温病名家多有褒贬之词，唯独称"吴闾叶天士出，著《温热论》，穷究入微，独超千古"，可见其对叶天士的推崇之心。石寿棠重视温病诊法，这在《医原》《温病合编》

中有多处体现；在结合舌苔辨识运用药物方面，集叶天士等名家经验并有所发挥。

叶天士所著《外感温热篇》中，共有原文40多条，其中有三分之一左右是辨舌的内容。这是叶天士临床经验的宝贵结晶，对温病临床很有指导意义。但某些辨舌内容尚比较笼统，石寿棠根据实践体会，在《医原·望病须察神气论》中充实了具体的治法方药。

如叶天士谓："若白干薄者，肺津伤也，加麦冬、花露、芦根汁等轻清之品，为上者上之也。"石寿棠指出，初起舌苔白而欠津者，燥热伤肺津也，宜轻清泄热，为其上者上之也，如杏仁、桔梗、牛蒡子之类，辛润以解搏束；桑叶、瓜蒌皮之类，轻清以解燥热；佐山栀皮、连翘壳之微苦微燥，以燥属金，微苦能胜之。

叶天士谓："白苔绛底者，湿遏热伏也。当先泄湿透热，防其就干也。勿忧之，再从里透于外，则变润矣。"石寿棠指出，舌苔白而底绛者，湿遏热伏之象，须防其变干；宜辛淡轻清、泄湿透热，不使湿邪遏热为要；如三仁汤，蔻仁易蔻皮，稍佐滑石、淡竹叶、芦根之类以清化之。

叶天士谓："初病舌就干，神不昏者，急加养正透邪之药；若神已昏，此内匮矣，不可救药。"石寿棠指出，初病舌苔白燥而薄，为胃肾阴亏；其神不昏者，宜小生地、元参、麦冬等味以救阴，银花、知母、芦根、竹叶等味以化邪，尤须加辛润以透达；若神即昏者，加以开闭，如普济丹、宁上丸之类，迟则恐内闭外脱不治。

叶天士谓："初传绛色，中兼黄白色，此气分之邪未尽也。泄卫透营，两和可也。"石寿棠指出，热邪传营，舌色必绛而无苔；其有舌绛中兼黄白苔者，及似苔非苔者，此气分遏郁之热烁津，非血分之热。宜用前辛润达邪，轻清泄热法，最忌苦寒冰伏，阴柔滋腻，致气分之邪遏伏内陷，反成纯绛无苔。其有因寒凉阴柔遏伏者，往往愈清愈燥，愈滋愈干，又宜甘平甘润，佐以辛润透邪，其津自回。

叶天士谓："舌绛欲伸出口，而抵齿难骤伸者，痰阻舌根，有内风也。"石寿棠指出，舌绛欲伸而抵齿难伸者，此痰阻舌窍，肝风内动，宜于清化剂中加竹沥、姜汁、胆星、川贝等味以化痰热，切勿滋腻遏伏火邪。

由上可见，石寿棠对叶天士的辨舌内容，不仅师承其说，而且有所充实与发挥。

二、学术特色

（一）由儒及医提倡人身整体观

先秦哲学家常从宇宙万有的产生根源或构成基质的层面理解和规定整体，认为万物作为实物形态的现实存在，它们有着同一的本源或构成材料，因而可以相互联结而成为一个整体。中国古代哲学家把这种"基源"通常称为气或精气，认为宇宙万物是由混沌之气分化演变而来。如《老子·四十二章》："道生一，一生二，二生三，三生万物，万物负阴而抱阳，冲气以为和。"从道家"道气论"的观点而言，此段文字可以说是由气到万物的生成过程与机制的典型表述。与此相似，《易传·系辞》："易有太极，是生两仪，两仪生四象，四象生八卦。"此以不同方式强调世界和万物是由混浊的一元的整体分化产生的，即强调宇宙万物以气作为同源或同质的基础，从而表征为一个系统整体。在这种思想的影响下，整体观是中医学最基本的特色。一般而言，中医整体观是秉承于《内经》"天人合一"理念而来，这与《内经》当中的精气学说、阴阳学说、五行学说均有密切的关系。宇宙是一个整体，由天地及构成天地的各种事物（包括人）共同组成，它们之间具有协调统一、普遍联系和不可分割的关系。《内经》的整体观，即是对人体自身，人与其生存的自然及社会环境间统一性、不可分割性的认识。

1. 提倡人身小天地的整体观

石寿棠结合儒家相关思想，对于人身小天地有独特的认识。如《医原·人身一小天地论》："人禀阴阳五行之气，以生于天地间，无处不与天地合。人之有病，犹天地阴阳之不得其宜。故欲知人，必先知天地。"认为人与自然同源。《素问·宝命全形论》："夫人生于地，悬命于天，天地合气，命之曰人。"又曰："人以天地之气生，四时之法成。"石寿棠所论与《内经》一脉相承。《医原·人身一小天地论》："天之包地，如鸟卵之含黄。天大地小，表里皆水。地名地球。天圆而地亦圆；曰地方者，谓地之德方，静而承天者也。"古人有浑天之说，如《张衡浑仪注》："浑天如鸡子。天体圆如弹丸，地如鸡子中黄，孤居于天内，天大而地小。"若此，人与自然同构。如《灵枢·邪客》所云："天圆地方，人头圆足方以应之。天有日月，人有两目；地有九州，人有九窍；天有风雨，人有喜怒……"但是，在同构推衍方面，石寿棠有自己独特的观点。他特别重视天地阴阳气血与人体的同构。如《医原·人身一小天地论》："以人言之，膈膜以上，肺与心与心包络，象天；膈膜以下，肝、胆、脾、胃、小肠、大肠、肾、三焦、膀胱，象地。经云：天枢（脐穴）以上，天气主之；天枢以下，地气主之。是以天枢居腹之中间者言之也。余以膈膜上下分天地者，以气之轻清者为天，气之重浊者为地言之也。然膈膜以下，主之者地气，而统之以营运者，实皆天气。匪直此也，凡皮肤、肌肉、经络、筋骨、脏腑之有形质而凝静者，皆象地，皆属阴；而皮肤、肌肉、经络、筋骨、脏腑之有空窍以营运者，皆象天，皆属阳。精（两神相搏，合而成形，常先身生，是谓精）津（腠理发泄，汗出溱溱，是谓津）涕（泪也）唾（口液也）气（上焦开发，宣五谷味，熏肤，泽毛，若雾露之溉，是谓气）血（中焦受气取汁，变化而赤，是谓血）液（谷入气满，淖泽注于骨，骨属屈伸，泄泽，补益脑髓，皮肤润泽，是谓液），犹天地之有月与水也；阳气，犹天地之有日与火。"石寿棠此番论述，将《素问·六微旨大论》《素问·阴阳应象大论》《素问·五脏别论》《灵枢·决气》等有关脏腑气血阴阳的认识做了综合发挥。在此基础上，石寿棠开始剖析人体小天地阴阳的配属问题，认为肺气对应的是人体之天。如《医原·人身一小天地论》："人之身，肺为华盖，居于至高，一呼一吸，与天气相通，体极轻虚，用主肃降，肺固人之天也。不独肺之本脏为天，凡脏腑间经络及内外空窍之能通气者，皆莫非天。虽各脏腑之经络空窍，有各脏腑之本气以营运，如七政本天之营运一般，而要皆随肺气以营运，皆为肺气所贯通，肺固人之宗动天也，故曰肺主天气。"若肺为人体之天，那么作为人体君主之官的心该列居何处？石寿棠接着说："地居天中，人在气中，天包乎地，气包乎质，天地与人，同一理也。夫在天则有日，在人则有心，心系于肺，犹日系于天；天为阳，日为阳之精，肺气为阳，心为阳中之太阳。"此说可谓独辟蹊径，阐明了其对心与肺地位的认识。

　　至于人体小天地中的地与何对应？《医原·人身一小天地论》："若夫地固承天者也，地气不上腾，则天气不下降。胃固人之地气也，肾乃天气蕴蓄于地中者也。"指出人体内地气应有二，与胃、肾密切相关。石寿棠结合《内经》中有关论述，仔细剖析了胃、肾的功能及联系，对人体中的地气做了详尽的解析。《医原·人身一小天地论》："胃为水谷之海，又为仓廪之官。胃之发育，又藉肾之真阴真阳以为发育者也，经故曰：肾为胃关。又曰：四时百病，胃气为本，得谷者昌，绝谷者亡。又曰：营出中焦……通调水道，下输膀胱，水精四布，五经并行。是天气下降也。又曰：水谷之悍气为卫，水谷之精气为营。其营血之精者，得肺气以敷布之，入胆化胆汁，入肾化精，上行头化脑，内行骨空化髓。故曰：天气降而至于地，地中生物，皆天气也。其水随肺气呼吸，摄入肠胃间微丝血络，以入络脉。由络脉过肝入心，运行周身。由肺升出为汔，由毛窍渗出为汗，余入内肾，得三焦之气化，渗入膀胱为溺。故曰：气为水母。又曰：水行天上。然水血并行络中，而不相妨者，何也？盖血有血轮以统之者也。其渣滓变化于小肠。以传道于大肠，是皆肺气所统布也，是阴从阳也。夫天之真阴真阳，发于地上，以生万物，实藏于地中，而为万物所由生。人身肺之真阴，下布于肾而为水，肺之真阳，下纳于肾而为火，所谓地居天中，天包乎地也。两肾中间，名曰命门，为人身之根柢，一阳藏于二阴之中，水火互宅，在卦为坎。肺一呼一吸，与腰间肾气息息相通，经故曰：肾上连肺，至于脾，犹地上隄防之土，为胃散精以上输于肺者耳；肝犹地上之木，以枢转地中生发之气者耳。六经为川，肠胃为海，犹地之有泾渭，运清而行浊者耳。"此段阐释了人体地气当中肾、胃的重要性及与其他五脏的关联，是中医学中较为独特的认识。最后，石寿棠结合自身体会总结说："由此观之，人身不诚一小天地哉！肺、肾也，胃也，非又人身所最重者哉！"(《医原·人身一小天地论》)

在具体应用方面，石寿棠鉴于肺与天的密切关系，认为外感之邪引起的病证"要皆关乎肺"，这是对叶天士"温邪上受，首先犯肺"，及吴鞠通"凡温病者，始于上焦，在手太阴"之论的继承和发展。叶天士、吴鞠通所强调者，是温病之邪先犯于肺，而石寿棠则认为，外感六淫之邪皆关乎肺。这在实质上，也是对前人所言"温病先犯手太阴肺经，风寒则先犯足太阳膀胱经"的否定。基于这一观点，石寿棠将憎寒、发热、头痛、身痛、腰痛、手足酸痛等，都归因于外感之邪阻遏，肺气不得外达所致。由此可见，石寿棠认为外感"皆关乎肺"，不必皆具咳嗽、有痰、鼻塞、喉痒等肺系症状。其主要根据在于有一系列表证，以肺合皮毛与卫气相通，故外感病初起虽无肺系见症，但有表证者亦属"皆关乎肺"。可见在石寿棠心目中，辨析外感病突出以脏腑为立论中心。

另外，从中医学整体观的视角而言，还有人与自然同律的问题。正由于人与自然同源于一气，具有相同的阴阳五行结构，所以，人与自然万物之间也具有相同的阴阳消长及五行生克制化规律，自然界的阴阳消长及五行运转势必对人体的生理、病变造成影响。就季节变化而言，《素问·脉要精微论》提出"四变之动，脉与之上下"，而呈现出春弦、夏洪、秋浮、冬沉之象。而在日夜规律方面，营卫气运行与睡眠作息也有密切联系。石寿棠结合易学之论，在《医原·人身一小天地论》中解释营卫气运行说："天行健，一日一夜，周三百六十五度四分度之一；又进过一度，日行稍迟，一日一夜，周三百六十五度四分度之一，因天进一度，则日为退一度。人身肺之宗气统心之营气，一日一夜五十度周于身，每日自寅始，至丑终，终而复始，七日行足，方与天合度。故《易》曰：七日来复，以见天心。盖营气之行，必随宗气以行，所以十二经脉，首从肺起，每日寅时，百脉上朝于肺（人生于寅），肺主天气，其明证也。"此论依旧强调宗气对营气的推动作用，也解释了为何十二经脉中手太阴肺经对应寅时。

2. 肺气为宗气、大气之解析

在人身小天地之整体观的基础之上，石寿棠强调肺气与宗气、大气的关系。石寿棠论及古人关于九重天的认识，如《医原·人身一小天地论》："考天有九重：最上一重为宗动天，左旋；其内八重天（恒星天、土星天、木星天、火星天、太阳天、金星天、水星天、太阴天），右旋；逐日为宗动天，裹之左旋。是宗动天者，乃一气营运群动之宗也。"进而指出，肺气为人体最高，对应九重天之宗动天，故名宗气，又名大气。

其实，关于大气一说，《内经》就已有之。如《素问·五运行大论》："岐伯曰：地为人之下，太虚之中者也。帝曰：冯乎？岐伯曰：大气举之也。燥以干之，暑以蒸之，风以动之，湿以润之，寒以坚之，火以温之。故风寒在下，燥热在上，湿气在中，火游行其间，寒暑六入，故令虚而生化也。"由此也引发了后世医家对于大气的探讨，其中以清代喻昌所论最详。

喻昌依据《素问·五运行大论》所论，体会到天地间万事万物的生成及其运动变化皆源于大气，即大气的升举作用和运动不息，是自然界一切运动变化的根源。诸如自然界风、寒、暑、湿、燥、火六气的变化，有生之物所表现出来的生、长、化、收、藏的发展过程，都是运动不息的大气作用的结果。而人与天地相应，人的生命活动，及其生、长、壮、老、已的过程，都与人自身的大气有密切关系。如《医门法律》云："五脏六腑，大经小络，昼夜循环不息，必赖胸中大气斡旋其间。大气一衰，则出入废，升降息，神机化灭，气立孤危矣。"同时，喻昌认为，大气抟聚于胸中，包举于心肺周围，独立于诸气之外，凌驾于诸气之上，是具有统摄和推动作用的磅礴之气。至于胸中大气的性质，实际上是指胸中阳气而言。喻昌列举《金匮要略》中的水分病"心下坚，大如盘，边如旋盘，水饮所作"，以此作为胸中大气为病的典型病症进行分析，认为水饮等阴邪之所以凝聚不散，是因为胸中阳气不布之故。因此，治疗上必须宣通胸中阳气，以散阴邪之凝结。如其所云："水饮久结胸中不散，伤其咽阻之气，乃至心下坚，大如盘，遮蔽大气，不得透过，用桂枝去芍药加麻黄、附子以通胸中阳气。"及至当代，中医临床上多用瓜蒌薤白白酒汤、半夏厚朴汤与枳术汤等调畅胸中大气，用于治疗阳虚阴凝、气血运行不畅、水湿内停之浮肿、胀满、腹大如鼓之病症。

喻昌在《医门法律·明胸中大气之法》中云："身形之中，有营气，有卫气，有宗气，有脏腑之气，有经络之气，各为区分。其所以统摄营卫、脏腑、经络，而令充周无间，环流不息，通体节节皆灵，全赖胸中大气为之主持。"石寿棠所言肺气为宗气、大气的观点，较喻昌明显不同。石寿棠认为宗气可推动营气运行，助心行血。其在《医原·人身一小天地论》中云："盖营气之行，必随宗气以行，所以十二经脉，首从肺起，每日寅时，百脉上朝于肺（人生于寅），肺主天气，其明证也。夫人周身经络，皆根于心，而上通于肺，以回于下，如树之有根有干有枝，百体内外，一气流通，营运血脉，以相出入，故经曰心生血，又曰诸脉皆属于心。"同时，还指出宗气对于脏腑也具有统领作用。如《医原·人身一小天地论》："经络如此，脏腑可知。脏腑中皆有经络贯串，以通于内外。凡可通者，皆属天气。六腑如器，更无不然。不独贲门、幽门、阑门、三焦之门之通天气也，更不独喉通天气，咽通地气，以上承天气也。此身以内之天也。再以身外之天言之。经云：头圆象天，头为诸阳之会；头主天，气故也；天气遏郁，头重头痛故也。即足之至下，亦天气所贯通。所以人病肺痿，足即痿躄不能行；外感阻遏肺气，足即酸痛，甚则足冷，皆其证也，所谓天包乎地也。"所以，代表人体天气的宗气，可以跟众多窍属联系，如《医原·人身一小天地论》："鼻为肺窍。一经外感，咳嗽喘满，鼻窍即塞而不利，是鼻窍与肺最切近者也。他如心寄窍于耳，胆脉上络于耳，肾开窍于耳，肝开窍于目，脾开窍于口，肾又开窍于二阴，乳窍下通于肝胃，脐窍后通于命门（脐窍与两肾中间之命门，针锋相对）。虽各窍自有其本气，而要皆宗气所贯通也。"由此，宗气失常会引起众多窍属的症状，如在外感病中，外感邪气阻遏宗气运行，可以出现窍属的病变。如咳嗽喘满、鼻窍即塞而不利、耳鸣耳聋、目干或泪多、唇燥口渴、肠秘、癃闭、窘迫下利、五泄、乳岩等。也可因肺气失常，出现多种症状。如肺气不得外达，即见憎寒、发热、头痛、身痛、腰痛、手足酸痛诸证；肺气不得下降，即见腹痛、胸痹、咳嗽、呕吐、喘逆诸证。外感风燥、暑燥、寒燥之气，搏束气机，不得外达，而为无汗；外感风湿（自汗）、寒湿（冷汗）、暑湿、湿温（热汗）之气，阻遏气机，不得下降，横溢而为自汗、冷汗、热汗。又或燥结血分，而为热厥；湿阻气分，而为寒厥；燥降太过，热甚迫津，而为火泻；湿郁太过，气不行水，而为五泄，抑或为溺塞便闭。譬如注水之器，上窍闭塞，则下窍点滴不通；下窍闭塞，则上窍壅遏不开。种种见证，皆关乎肺。石寿棠在《医原·人身一小天地论》里总结说："凡外感燥湿，种种见证，虽各脏腑本气自病，而要皆关乎肺，以肺为群气之宗，天无二气故也。"这也为后来提出"燥湿为百病纲领"埋下了伏笔。

石寿棠有关肺气为宗气、大气的认识，也对后世张锡纯解析大气有所启迪。如张锡纯在前人认识的基础上，明确提出大气即胸中之气，亦即宗气。其认为大气的生成，"以元气为根本，以水谷之气为养料"，并在"走息道以司呼吸，贯心脉而行血气"的认识基础上，进一步阐述了大气的生理作用。指出"此气能撑持全身，振作精神，以及心思脑力，官骸动作，莫不赖乎此气；此气一虚，呼吸即觉不利，而且肢体酸懒，精神昏愦，脑力心思为之顿减"。同时，张锡纯还创造性地提出"大气下陷"之病机术语，并列举诸多案例来论证其客观存在。在《医学衷中参西录》中，许多篇目都涉及了"大气下陷"，足见其为病的普遍性。大气下陷的表现种种不一，张锡纯在《医学衷中参西录》中均加以详细的描述。如"觉喉中之气，自胸中近喉处如绳中断。其断之上半，觉出自口鼻，仍悬囟门之上；其下半，则觉渐缩而下，缩至心口""觉胸中气不上升，类巨石相压""精神昏愦，肢体酸懒，一日忽然不能喘息，张口呼气外出，而气不上达"。概括而言，大气下陷的主要症状，有气短不足以息；或呼吸之间，感觉气不上达；或努力呼吸，近似作喘；或气息将停，危在顷刻。其兼证有胸中满闷，或心中怔忡，或咽喉发闷，或失音，或肢体酸懒，或神昏健忘，或大汗淋漓，或寒热往来，或咽干作渴。针对大气下陷证，张锡纯创制了升陷汤（生黄芪六钱，知母三钱，柴胡一钱五分，桔梗一钱五分，升麻一钱）以升补举陷，对石寿棠之说有了更为全面的发挥。

3. 以《易经》之说阐释自然阴阳五行之理

石寿棠出自儒学世家，自小就儒医并重，所以在解释阴阳五行之理时，也常结合《易经》之说，具有一定的借鉴意义。如其在《医原·阴阳互根论》中，开篇即云："《易》曰：太极生两仪，两仪生四象，四象生八卦，八卦相错，万物生焉。太极，阴含阳也；仪象，阳分阴也。阳不能自立，必得阴而后立，故阳以阴为基，而阴为阳之母；阴不能自见，必待阳而后见，故阴以阳为统，而阳为阴之父。根阴根阳，天人一理也。以定位言，则阳在上，阴在下，而对待之体立；以气化言，则阴上升，阳下降，而流行之用宏。"如在具体卦象上，则表现为"乾为天，乾之左为坎水，右为兑水，是水行天上也，而非水也，乃水之阴气上升于天也；若阴升于天，而气化之不及，则阴霾四起，而天象变矣。坤为地，坤之左为震之雷火、巽之风火、离之正火，是火出地下也，而非火也，乃火之阳气下降于地也；若阳降于地，而气运之不周，则赤卤不毛，而地象变矣。"此处也表明《素问·六微旨大论》所云"天气下降，气流于地；地气上升，气腾于天。故高下相召，升降相因，而变作矣"的阴阳互根思想，借鉴了《易经》有关认识。同时，石寿棠认为，对阴阳互根的认识，在日常生活中也可以见到。如：

第一，在一年四季当中，石寿棠列举了自然界的雨泉现象。其《医原·阴阳互根论》中云："试观一岁之间，夏至以后，酷暑炎蒸，若非阴气潜生，大雨时行，则大地皆成灰烬矣。阴气上升，其明证也。且阴气上升于天，得天之布濩，而阴气乃弥纶于无际。冬至以后，阴凝寒冱，若非阳气潜藏，水泉流动，则世人皆成僵冻矣。阳气下降，其明证也。且阳气下降于地，得地之酝酿，而阳气乃发育于无穷。独是阴气上升，而非自升，必得阳气乃升。地之阳，即天下降之阳，以阳助阴升，故不曰阳升，而曰阴升。阳气下降，而非虚降，必含阴气以降。天之阴，即地上升之阴，以阴随阳化，故不曰阴降，而曰阳降。若是阴阳互根，本是一气，特因升降而为二耳！"此秉承《素问·阴阳应象大论》所言"地气上为云，天气下为雨；雨出地气，云出天气"之论，进一步阐述了天地阴阳升降之理，论证了阴阳互根互用、相互转化之理。

第二，在人之脏腑之中，石寿棠列举了与水液代谢关系密切的肺、脾、肾等脏。如《医原·阴阳互根论》："人之阴升，脾胃水谷精微之气，上升于肺，如经所谓饮入于胃，游溢精气，上输于脾，脾气散精，上输于肺，是即水行天上也。气中有水，故曰阴升，然水不离乎气也。若非气水蒸腾，而为邪水上泛，则水溢高源，而肺胀、喘嗽诸证生矣。然气水既生于胃，必胃中水谷充满，而后阴气乃旺，《经》故曰：精气生于谷气。若胃气自病，则生化之源绝，安望阳生乎？……惟肺阳下归于肾，得肾之含纳，而阳气乃收藏不越。人之阳降，肺之阳气下降于肾，如天之阳气潜藏于地，是即火出地下也。水由气化，故曰阳降，然气不离乎水也。若非气水涵濡，而为燥阳下降，则金枯水竭，而劳咳、骨蒸诸证生矣。然则阳气不可虚降，必含阴气以降。肺之真阴，即脾、胃、肾上升之阴。惟脾、胃、肾之阴上升于肺，得肺之敷布，而阴气乃充周一身。《经》故曰：肾上连肺。又曰：无阳则阴无以生，无阴则阳无以化。然而阴阳升降，不可得而见也。"此又联系脏腑阴阳升降，在整体观认知下，仔细剖析脏腑功能的相互维系，对于疾病治疗很有启示。

第三，就日常生活而言，石寿棠则举釜甑为例。如《医原·阴阳互根论》："釜中之水谷，水也；釜底之火，火也。釜上之气，即为阳气；气中之水，即为阴气。然必釜中水谷充满，又得釜底之火以熏蒸之，釜上之盖以统束之，而后气中之水，氤氲煦育，上蒸下布。气中有水，即是阴升；水由气化，即为阳降。若釜中水谷不充，则无米之炊，将见釜底之火，仅存虚阳，釜上之盖，亦为虚器。又或釜中虽有水谷，而釜底无火，不独精气不能蒸运，即渣滓亦难销熔；釜上无盖，不独统摄无权，亦且漫溢不治。然则阴阳二气，非相需而不可须臾离者哉？"此处以日常生活中生火做饭来比喻人体阴阳二气对于人体的作用，甚为生动。

进而，石寿棠又强调阴阳互根互重，不能有所偏颇。这也是其精研《内经》，学宗张景岳的结果。《内经》非常强调阴阳之间的密切关系，如《素问·阴阳应象大论》："阴在内，阳之守也，阳在外，阴之使也。"《素问·生气通天论》："阴平阳秘，精神乃治，阴阳离决，精气乃绝。"说明阴阳可分而不可离。张景岳也认识到这一点，故在《类经附翼·大宝论》中提出："阴阳二气，最不宜偏，不偏则气而而生物，偏则气乖而杀物。""先天因气以化形，阳生阴也；后天因形以化气，阴生阳也。"其创立的左归丸、左归饮、右归丸、右归饮就是很好的例证。在此基础上，石寿棠又云："然就二气而权衡之，阴承阳，阳统阴，阳气一分不到即病，阳气一分不尽不死，人自当以阳气为重。然阳气固重，阴气亦重，何也？人事与病，多致阴伤者也。经云：静则神藏，动则消亡。日用操劳，皆动机也，动则所生之少，不敌所耗之多；病亦动机也，动则六气皆从火化，化火则必伤阴，则又当以阴气为重。譬如行舟，行者气也，行之者水也，水足气始旺也。再譬诸灯，灯火，火也；油，水也，油足火始明也。气为血帅，血又为气航。此阳统阴而基于阴之理也。若无阴，则阳气亦无根据而亡矣。故阴阳二字，不读曰阳阴，而读曰阴阳，其亦可以恍然悟矣！"（《医原·阴阳互根论》）。石寿棠以上论述，体现出其对阴阳有整体和辨证的理解。如联系到心和肾，认为心属火，心中有血，是即"火中有真阴"；肾属水，肾中有气，是为"水中有真阳"。正因为如此，"故心火随真阴下降以交于肾水……肾水随真阳上升以交于心火"（《医原·阴阳治法大要论》）。对心肾水火既济作了生动的阐述，并对"真阴""真阳"的含义有所补充。

另外，《素问·生气通天论》虽强调阳气之重要性，但从石寿棠的认识来看，阳气之重要性，不能脱离阴阳互根互用，应以阴气为基础。其所论阳气之重要功能，对于今天的"火神派"也有重要参考意义。

  关于五行之理，石寿棠对于五行生克之关系解析得尤其深入。指出五行之气相生，始于肾，终于肺，是地气所以上交于天气。如《医原·五行生克论》："肾主地，主阴，主水；五液亦皆主地，主阴，主水。肾中真阳之气，氤氲煦育，上通各脏腑之阳；而肾中真阴之气，即因肾阳蒸运，上通各脏腑之阴。阳助阴升，以养肝木，则木气敷荣，血充而气畅矣。由是，肝得上升之阴气而养心火，则火气温润，血生而脉行矣。由是，心得上升之阴气而养脾土，则土气健运，统血而散精矣。由是，脾得上升之阴气而养肺金，则金有治节，调元而赞化矣。肺得上升之阴气，转降而入肾，则水精四布，五经并行矣。"指出五行之气相克，则是始于肺，终于肺，是地气所以上交于天气以大包乎地。如《医原·五行生克论》云："肺主天，主阳，主气，敷布阴液，以柔肝木。木得下降之阳气所制，则温柔和缓，不似燥急难平矣。由是，木来疏土，土得下降之阳气所制，则宣松运化，不似困钝不灵矣。由是，土来治水，水得下降之阳气所制，则知周输泄，不似泛滥无归矣。由是，水来济火，火得上升而复下降之阳气所制，则心肾相交，不似火炎水燥矣。由是，火来暖金，金得上升而复下降之阳气所制，则津液分布，不似金寒水冷矣。"联系《易经》，则可将阴阳五行之理从形气角度糅为一体。如《医原·五行生克论》："阴阳以气言，水火以形言。坎为水，水色黑，黑属阴，然水外暗而内明，空灵活泼，实为阴中之阳，故坎中满。离为火，火色赤，赤属阳，然火外明而内暗，且返本归根，则其色黑，实为阳中之阴，故离中虚。以形质言，水、火质虚，木、金、土质实，是水、火又为木、金、土之先天矣。火有形无质，必依附于物而乃有质，水虽有质而极虚。故论五行生成之序，则水一、火二、木三、金四、土五；论五行生克之序，则生始于水，克始于金。"这样一来，才能深刻理解石寿棠的学术思想，即"知五行气质、阴阳生克，乃知天人一贯道理，玩集中各论自明"。

同时，五行生克关系也离不开阴阳二理。如《医原·五行生克论》："此五行一气相克，始于肺，终于肺，天所以大包乎地也。然则五行之生，虽五脏之阴递升而生，实肾之阳助肾之阴递升而生；阴之升，天统之而地承之也。五行之克，虽五脏之阳递降而克，实肺之阳统肺之阴递降而克；阳之降，地承之而天统之也。生固为生，克亦为生，生克二者，非即阴升阳降，循环而不穷者哉？然而生克又不可太过也，太过则非真阴真阳升降以为生，而为邪水邪火升降以为害也。"所以，石寿棠最终认为人身真阴真阳太过不及，则为浊阴与燥阳，浊阴不为阴而为水，燥阳不为阳而为火。五行生克，也不外水火的生克太过不及为病。

（二）强调燥、湿二气的重要性

石寿棠的学术思想中，最为突出的是"燥"与"湿"的理论。纵观其《医原》中的燥湿理论，尽管有所偏颇，但在中医学术发展史上亦有其独到之处。燥湿理论的中心思想即是强调燥湿二气为自然与人体变化的主导之气，认为自然界阴阳二气上下交流变化，就是燥湿二气升降相济的过程。五行生克的太过不及，可为浊阴，亦可为燥阳。浊阴则不为阴而为水，燥阳则不为阳而为火。水流湿，火就燥。故水火二气，为五行之生成；燥湿二气，为百病之纲领。

1. 从五行生克内涵解读燥湿的重要性

石寿棠根据自身对中医学理论的体会，认为六气之中以燥、湿二气最为重要。其一个重要的依据就是来源于对五行生克内涵的理解。如石寿棠在《医原·五行生克论》中详细地论述了五行与燥湿的关系。具体如下：

木赖水生，水泛则木浮；木浮则火湿，火湿则土困，土困则金埋，金埋则水愈泛；五内有水而无火，则泻利、肿满，诸湿病化生。

火赖水克，水盛则火灭，火灭则金寒；金寒则木湿，木湿则土困，土困则水滥，水滥则火愈灭；五内有水而无火，则泻利、肿满，诸湿病化生。

火赖木生，木盛则自焚，火焚则土燥，土燥则金枯，金枯则水涸，水涸则木愈焚，五内有火而无水，则风、劳、蛊、膈、三消，诸燥病化生。

土赖木克，木强则土弱，土弱则水泛，水泛则火衰，真火衰则虚火旺，阳无以生，阴无由化，阴不化则金燥，金燥则木愈强，火既亏而水亦亏，土无火必滥，则痞满、肿胀、泄泻诸湿病生；土无水必干，则蛊、膈、三消诸燥病又相继而化生。

土赖火生，火炎则土燥，土燥则金熔，金熔则水亏，水亏则木炽，木炽则火愈炎，五内有火而无水，则谵狂、膈消，诸燥病化生。

金赖火克，火炎则金燥，金燥则木炽，木炽则土焦，土焦则水涸，水涸则火愈炽，五内有火而无水，则肺劳、肺痿、咳血，诸燥病亦化生。

金赖土生，土重则金埋，金埋则水泛，水泛则木浮，木浮则火困，火困则土杂，五内交困于水火（土包五行，故多兼病），则痞满、胀痛燥湿诸病，又杂沓而化生。

水赖土克，土燥则水竭，水竭则火炎，火炎则金烁，金烁则木枯，木枯则土愈燥，五内有火而无水，则膈消、窘迫、下利，诸燥病化生。

水赖金生，金寒则水冷，水冷则木滥，木滥则火湿，火湿则土困，土困则金埋，金埋则水愈冷，五内有水而无火，则喘嗽、肿胀、泻利，诸湿病化生。

木赖金克，金亢则木削，木削则土陷，土陷则水亏，水亏则火炎，火炎则金愈亢，五内有火而无水，则劳咳、咽痛、窘迫、下利，诸燥病化生。

对于如上所述五行之间生克异常引起的以燥、湿为表现的病症，石寿棠认为这是五行生克太过所致的浊阴、燥阳所致。如《医原·五行生克论》："生克一有太过，则克固为克，生亦为克。且人身真阴真阳，只有此数，凡见太过，实由不及。太过不及，则为浊阴，为燥阳，浊阴则不为阴而为水，燥阳则不为阳而为火。五行生克不外水火，生克太过不及为病，亦不外水火。水流湿，火就燥。故水火二气，为五行之生成；燥湿二气，为百病之纲领。"细考此段，其对明代医家周慎斋所论有所传承。如《周慎斋遗书·亢害承制》："水者所以生木也，水泛则木浮，必得土克水而后能生木。木者所以生火也，木盛则自焚，必得金克木而后能生火。火生土，火炎则土燥，必得水克火而后能生土。土生金，土重则金埋，必得木克土而后能生金。金生水，金寒则水冷，必得火克金而后能生水。此生克制化之道也。"

细考石寿棠将燥、湿作为外感病提纲，与叶天士《温热论》之将温病分为挟风、挟湿两类，清·娄杰《温病指南》将温病分为兼湿、不兼湿两类的实质精神是基本一致的。这对执简驭繁地辨治外感疾病具有实践意义。清末名医雷少逸有谓"土寄于四季之末，四季皆有湿气"，可谓对湿邪致病早有深彻领悟。从《内经》伊始，虽有不少文献讨论"燥湿"，但并没有将其作为"百病纲领"，石寿棠受余国珮之影响，将"燥湿"理论的重要性加以彰显，对于中医学理论的发展和临床运用有着重要的影响。

2. 燥邪属性的认识辨析

"燥湿"二气当中，对于湿为阴邪，历代医家多无异议。若是从阴阳相对的角度来看，石寿棠以燥湿来统领百病，恰如以阴阳为纲。湿为阴，则燥应属阳。如《医原·百病提纲论》："可知燥属阳中之阴，湿属阴中之阳。且未动属阴，动则属阳。"认为燥湿的阴阳属性有一定的不确定性。但其又云："太过不及，则为浊阴，为燥阳……水流湿，火就燥。故水火二气，为五行之生成；燥湿二气，为百病之纲领。"（《医原·五行生克论》）可见石寿棠认为燥为阳邪的可能性较大。

中医理论中的六气生克制化关系仍是用五行生克关系来表述的。五行之数虽为"五"，但火分为二，即火与暑，五运六气中分相火、君火，这样便将六气与阴阳、五行协调起来。在文献中，火又常与热相提并论。六气相生关系，是春风而夏暑热，而长夏湿，而秋燥，而冬寒，又复为春风。当然在传统理论中，对于土湿的位置有不同的表述，因其不影响对燥气性质的讨论，所以这里仍用"湿(土)生燥(金)"来表示。六气相互制胜的关系是："风胜湿气""湿胜寒""寒胜热""热胜燥""燥胜风"，这一相胜关系被历代医家，包括当代中医同道所接受。

持燥为阳邪论的医家，多认可石寿棠的观点。认为湿与燥相对，湿既为阴，燥当为阳；火令物燥，所以火与燥性质相同。诚然，湿即不燥，燥必不湿，这是自然现象。就此推论，燥湿对立，而对立的双方必有阴阳可分，近乎有理。然而，从上述六气相互制约的关系中看到，制约湿的是风，制约燥的是火；就燥与湿的性质来看，湿性沉静，燥性收敛，本性并不对立。而在六气总体之中，无论沉静与收敛，两者都属于阴。若根据燥与湿现象上的对立而划分阴阳，在局部看来似乎可行，在六气相关的整体中却讲不通。即使在生活体验中，相反的现象其阴阳性质未必不同，相同或相助长的现象，其阴阳性质也未必一样。犹如天寒遇风，人们会感到更寒，而风与寒的阴阳性质恰恰相反；热天有风，人们会感到稍为凉爽，但风与热阴阳性质却相同。至于火热，固然可以使物干燥，但使物干燥更赖风气。石寿棠所言"水流湿，火就燥"，出自喻昌的《医门法律·秋燥论》："水流湿，火就燥，各从其类。"刘完素在《宣明论方·燥门》指出，燥"性异于寒湿，反同于风热火"，是燥属阳论者的重要理论依据。如何看待两位前贤的议论呢？喻昌认为，《素问·阴阳应象大论》和《素问·生气通天论》中的"秋伤于湿"，当作"秋伤于燥"，尤其根据燥与湿在致病特点上截然不同，治法迥异，因而认为燥与湿有霄壤之别，如同水火，并且创制出治疗燥证的有效方剂，这无疑是对医学学术的贡献。在临床实践中，确实存在火热之邪伤人阴精而致燥，以及燥邪伤津而致热的证候。但是，这中间存在一个病机转化过程。在这里，燥与火热两者是因与果的关系，它并不能说明火的本性是燥，也不能说明燥的本性是火热。"燥胜则干"是直接使物干燥，之后才有可能因为伤津而导致化热的结果。无论这种因果关系转化多么常见，转化的进程多么迅速，以致若不经喻昌等前贤倡导，医生们多有忽略，而误将已化热之邪仍按凉性去治，但"燥"终究不是火热，其本性之"凉"也并不因其容易化热，而转变为"温"。如同寒邪侵犯人体，也会转化为热一样。进一步说，风寒化热，可能不如燥邪伤津化热那样多见和迅速，但问题的实质是相同的。刘完素倡"六气化火"说，创"寒凉派"，自成一家，无疑对医学学术贡献卓著，其关于燥邪致病，"异于寒湿，反同于风火热"之说，也不过是强调燥邪易于化火这一特点而已。"反"字的使用，正说明了燥虽为阴邪，其病理变化却往往出现和阳邪致病相同的结果。

对于"水流湿，火就燥"，还应从六气相互承制方面来理解。即寒水之气，需要有湿土之气来制约；燥金之气，需要有火热之气来制约，反映水与土、金与火的制约关系，这是五运六气学说的重要内容之一。这一点喻昌在《医门法律·秋燥论》中已有阐释。其联系到初冬反有温气时说："何至十月而反温耶？凉已反温，失时之序，天道不几顿乎？不知十月之温，不从凉转，正从燥生，盖金气之下，火气承之。"又言"亢则害，承乃制"，是六气变化的常规。燥金之下，火气承之；火气之下，水气承之；水气之下，土气承之；土气之下，木气承之；木气之下，金气承之，都是客观规律。怎么能说火气承之，金气便与火气同类；又怎么能说由于水气承之，火气便与水气性质一样呢？不仅不是同类，相互承制之气的性质恰好相反！然而，正是由于承制关系，才使燥金之后可以出现火热，火热之后可以出现寒冷，这也是医者应该明白的道理。所谓"不知年之所加，气之盛衰，虚实之所起，不可以为工矣"，正是讲的这个问题。奈何有学者撰文，援引喻昌"十月反温"一节时，漏掉了"金气之下，火气承之"之语，以致将火制约燥，误认为火与燥性质相同。

虽然刘完素在《宣明论方·燥门》中认为，燥气"其性异于寒湿，而反同于风火热也"。喻昌在《医门法律·秋燥论》中，又言"燥之与湿有霄壤之别，各从其类；此胜彼负，两不相谋"，以及燥金"异于寒湿，同于火热"。但不能据此便认为燥与火热性质相同，因而认为燥为阳邪。其实，刘完素所言"其性"，是指病症的性质，而非燥气的本性。是指燥邪致病容易伤津，津伤而致火热；或火热之邪伤人阴津，阴津伤而见燥证。两位前贤在论述当中，一致认为燥邪的性质当属于阴。如刘完素在《宣明论方·燥门》中云："燥干者，今肺之本燥，金受热，化以成燥涩也。兼火热致金衰耗液而损血，郁而成燥者，由风能胜湿，热能耗液。故经云：风热火同阳也，寒湿燥同阴也。又燥湿小异也，金燥虽受秋阴，而其性异于寒湿，而反同于风热火也。"明确指出火热伤阴化燥；风能胜湿，湿去而燥；热能耗液，液耗而燥。从这一节文字看，刘完素十分肯定"燥为阴邪"的性质。喻昌的认识与此相近，如《医门法律·秋燥论》："燥金虽为秋令，虽属阴经，然异于寒湿，同于火热。火热胜则金衰，火热胜则风炽；风能胜湿，热能耗液，转令阳实阴虚，故风火热之气，胜于水土而为燥也。"其不仅首先肯定了燥金"属于阴经"的性质，而且又对"异于寒湿，同于火热"的病变机理做了进一步说明。即火能克金，火热胜又使风气亢盛，所谓风火相煽；之后风能胜湿，热又耗液，湿去液耗，于是"转令"风、火、热的阳邪更胜，以致阴虚"而为燥"。可见火热之所以致燥，燥之所以同于火热，本身存在着阴阳相互制胜的过程，其因果转换关系是非常明显的，刘、喻等对此也阐述得十分清楚。

当然，初秋之时，暑热之气尚未退尽，自然界仍然存在着阳气充实，万物盈盛的气象，但这正是"燥"气尚未发挥作用的表现。一旦燥气主持时令之气候，便会使万物忽然改容。对此，《医门法律·秋燥论》曰："岂有新秋月华露湛，星润渊澄，天香遍野，万宝垂实，归之燥政？迨至山空月小，水落石出，天降繁霜，地凝白卤，一往坚急劲切之化，反谓凉生，不谓燥乎？"这是说凉与燥怎能分开呢？初秋尚温，万宝垂实，当然不是燥的本性。可见，喻昌虽然重视燥邪化火，以及火热化燥的过程，强调燥证多异于寒湿，同于火热的特点，但并没有忽视"山空月小""天降繁霜，地凝白卤，一往急劲"等燥邪固有的性质。可见不仅古人有"凉燥"之说，今人也有"凉燥证"的病案报道。以理推之，喻昌也并未否定"凉燥证"的存在。

至于阳邪既可伤人阴精，又可伤人阳气；阴邪既可伤人阳气，也能伤人阴精的问题，自无须多论。《内经》明言"寒伤形，热伤气"，中医同道都熟知"暑伤气"，以及《伤寒论条辨》所谓"风则伤卫，寒则伤荣"等，均属阴邪伤人之阴、阳邪伤人之阳之类。然而，误作燥邪属阳的根源之一仍是燥邪伤阴。一则认为伤人之阴者，必为阳邪；二则忽略了伤阴之后才化为火热这一过程，而误以为燥与火同气。五运六气学说中，关于燥气的性质以及燥气致病、生化方面的特点，在《内经》里记载有数十条，无一处不说它"肃杀凋零""清劲""凉""雾露萧瑟""收敛"等性质属于阴性。恕不在此逐条援引。

所以，有多位医家指出燥为阴邪。如《温热经纬·叶香岩外感温热篇》："所谓六气，风寒暑湿燥火也。分其阴阳……暑统风火，阳也；寒统燥湿，阴也。"《温病条辨·上焦篇》："风火暑三者为阳邪……湿燥寒三者为阴邪。"但是，石寿棠还是依据自身体会，以燥湿统领百病，将燥归为阳中之阴，将湿归为阴中之阳，也的确存有商榷之意。后来医家可能依据石寿棠的观点，认为燥为阳邪，但就燥之本性应属阴，而引起的症状则有偏阴偏阳之象，故有温燥、凉燥之说。

3. 燥湿赅六气

在病因病机方面，石寿棠提倡"天地之灾，不外燥湿；六气伤人，亦不外燥湿"。《医原·百病提纲论》又云："外感百病不外燥湿二气。"即所谓"风因燥、湿二气所由动也，寒暑因燥、湿二气所由变也，火又燥湿二气所由化也"。其将外感六淫之邪都归结为燥、湿所致，指出外感燥湿与时令气候亦有密切关系。如："在春为风燥，在夏为暑燥，在秋为凉燥，在冬为寒燥。"又言"在春为风湿，在夏与初秋为暑湿，在深秋与冬为寒湿"，此为时气主令。如春温为寒化燥而夹湿，风温为风化燥，暑温为湿热交合而偏于热燥，湿温为湿热交合而偏于湿，温疫乃湿热郁蒸而化燥最速者，伏暑乃暑湿交合之邪伏于膜原而待凉燥激发者，此虽由六气所致，而终不出燥湿范围。燥既可由寒搏而生，也可由热烁而成；湿既可由热蒸而动，也可由寒郁而凝。寒燥化为燥热是返其本，寒湿化为湿热乃因于变。又如，"久旱则燥气胜，干冷干热则燥气亦胜""久雨则湿气胜，地气不收，溽暑阴冷，则湿气亦胜"。说明气候反常亦可形成燥湿，此乃非时之感。以地域而论，则西北高燥而燥气胜，东南卑湿而湿气胜。以人身而论，则阴虚体质易病燥，阳虚体质易病湿。

另外，石寿棠认为，寒热可化燥湿，燥湿为寒热阴阳之体现。《医原·百病提纲论》云："天地之气，阴阳之气也。阴阳之气，燥湿之气也。""盖微燥则物畅其机，燥甚则物即干萎。湿微则物受其滋，湿甚则物被其腐。物如此，人可知矣。"以时令而论，则春夏生发而湿气行，秋冬敛藏而燥气行。以地域而论，则西北高燥而燥气胜，东南卑湿而湿气胜。以人身而论，则阴虚体质易病燥，阳虚体质易病湿。以外感疾病而论，"风固燥湿二气所由动也……寒暑固燥湿二气所由变也……火又燥湿二气所由化也"。如春温为寒化燥而夹湿，风温为风化燥，暑温为湿热交合而偏于热（燥），湿温为湿热交合而偏于湿，瘟疫乃湿热郁蒸而化燥最速者，伏暑乃暑湿交合之邪伏于膜原而待凉燥激发者。此虽由六气所致，而终不出燥湿范围。燥既可由寒搏而生，也可由热烁而成；湿既可由热蒸而动，也可由寒郁而凝。寒燥化为燥热是返其本，寒湿化为湿热乃因于变。只要能体察燥湿二气之因寒因热所由生，以之为纲，再观其化热未化热之变，以及燥邪夹湿，湿邪化燥之理，以之为目，则纲举目张，权衡在握。至于内伤，石寿棠认为虽然"千变万化，而推致病之由，亦只此燥湿两端，大道原不外一阴一阳也"。阳气虚则蒸运无力而成内湿，阴血虚则荣养无资而成内燥。思虑过度则气结，气结则枢转不灵而成内湿；气结则血亦结，血结则营运不周而成内燥。阳气虚甚者阴血必虚，往往始则病湿，继则化燥；阴血虚甚阳气必虚，往往始则病燥，继则夹湿。此乃推衍《易经》"水流湿，火就燥"之理，将繁杂的病因、病机、治法、方药归属于燥湿两纲，以执简驭繁。

以上分析了风、火、寒、暑统由燥湿二气之动、之变、之化而生，故燥湿可赅风、火、寒、暑而言。换言之，风、火、寒、暑四气都有兼夹燥或湿之时。

4. 二至节气与燥湿

自《内经》伊始，医家就注重二至节气在四季阴阳变化中的重要作用。如《素问·脉要精微论》所谓"四变之动，脉与之上下"，就是基于"天人相应"思想所提出的脉应阴阳的观点。自然界阴阳二气的消长，呈现出春、夏、秋、冬四时更替的节律性变化，并以冬至、夏至为两个转折点。冬至后四十五日为立春，此时阳长阴消，气候由春温至夏热；夏至后四十五日即立秋，此时阴长阳消，气候由秋凉至冬寒。由于人生活于自然界之中，与天地相参，自然气候的变化规律势必影响人的生理活动和阴阳气血状态，故脉搏跳动之形象相期而至，也就呈现出春规、夏矩、秋衡、冬权的周期性变化。

石寿棠以燥湿统领百病，也将二至节气与燥湿联系在一起。其云："夫燥湿二气，各主一岁之半；冬至阳气潜藏于地，地得阳气而湿暗动，故水泉动；交春，东风解冻，雷乃发声；东风与雷皆阳也，湿阴也，阴随阳化，阳气渐出于地，而湿气渐生，故草木含液而萌动。交夏，温风至，阳气尽出于地，暑热蒸腾，而湿气最盛；故土润溽暑，大雨时行，天地之气，化刚为柔。夏至，阳气尽出于地，而一阴甫生，燥气尚未行令。交秋，凉风至，白露降，天地始肃，阳统阴降，而燥气始动。秋分以后，雷始收声，水始涸，故湿气始收，斯时露寒霜肃，阳统阴渐降，而燥气乃行，故草木黄落。交冬，天气上升，地气下降，天地否塞，阳统阴全降，而燥气最盛。阳气潜藏于地下，而外无所卫，故水始冰，地始冻，虹藏不见，天地之气化柔为刚。盖水王于冬，实长于夏；火盛于夏，实藏于冬，阴阳互根，大化所以循环不穷也。观此，可知燥属阳中之阴，湿属阴中之阳。且未动属阴，动则属阳。"（《医原·百病提纲论》）二至节气与燥湿的关系，即冬至以后阳气化湿，夏至以后阴气化燥，故湿为阴中之阳，燥为阳中之阴。即冬至一阳生以化湿，夏至一阴生以化燥，燥郁不行水而夹湿，湿郁不布精而化燥。凡此病机，最有临床上的现实意义。

在此基础上，石寿棠强调燥湿二气，每因时、因地、因人而各殊。同一燥也、湿也，随四季晴雨之不同而变易；同一燥、湿，随西北东南高下之势迥别，也随人体阴阳之虚衰而异其病。如其云："且夫燥湿二气，为时行之气，又有非时之偏气。如久旱则燥气胜，干热干冷，则燥气亦胜；在春为风燥，在夏为暑燥，在秋为凉燥，在冬为寒燥。久雨则湿气胜，地气不收，溽暑阴冷，则湿气亦胜，在春为风湿，在夏与初秋为暑湿，在深秋与冬为寒湿。《经》曰：必先岁气，无伐天和。俗谓外感为时气，时之为义大矣哉！若以一定之成方，治无定之时邪，其不知时之甚者哉！然不独当因时也，尤当因地。西北地高燥气胜，东南地卑湿气胜。不独当因地也，尤当因人。六气伤人，因人而化。阴虚体质，最易化燥，燥固为燥，即湿亦化为燥。阳虚体质，最易化湿，湿固为湿，即燥亦必夹湿。燥也，湿也，固外感百病所莫能外者也"（《医原·百病提纲论》）。

5. 内伤燥湿病证

内伤杂病，亦以燥湿二气概之，即《医原·百病提纲论》中所言："内伤千变万化，而推致病之由，亦只此燥湿两端，大道原不外一阴一阳也。"

阳气虚则蒸运无力而成内湿，阴血虚则荣养无资而成内燥。阳气虚甚者阴血必虚，往往始则病湿，继则化燥；阴血虚甚阳气必虚，往往始则病燥，继则生湿。内伤饮食，郁遏脾气不能散精则生内湿，日久湿阻津液不布或湿邪化热伤津则生内燥；劳力过度则伤气，气耗阳虚生内寒亦生内湿，久则阳损及阴，气不化精，湿转为燥。劳心者，销铄真阴，伤神伤精；劳色伤精者，多致肾阴虚不能摄纳肾阳；日久阴损及阳，则生湿；更有七情内伤之人，致心阳郁结，营卫亦涩滞燥结，气机郁结，气不运水而生湿；亦有思虑过度者致气结，气结则枢转不灵而成内湿；气结则血亦结，血结则营运不周而成内燥。然燥湿所病脏腑，轻重各有偏颇。如内燥起于肺、胃、肾，而以胃为重，肾更重。因肺为敷布津液之器，胃为生化津液之本，肾为生化敷布之根基。内湿起于肺、脾、肾，以脾为重，肾更重。因肺为水之上源，通调水道，脾为水运中枢、布散水液之本，肾为水之下源，为通调布散之根。

石寿棠在《医原·百病提纲论》中说："如春温，寒化燥而夹湿者也。风温，风化燥也。温热暑温，湿热交合为病，而偏于热者也。湿温，湿热交合为病，而偏于湿者也。温疫，病如役扰，乃浊土中湿热郁蒸之气，而化燥最速者也。伏暑，乃暑湿交合之邪，伏于膜原，待凉燥而后激发者也。疟疾，有暑湿合邪，伏于膜原；有风寒逼暑，入于营舍，亦皆待凉燥而后激发者也。霍乱，有伤于暑燥，有伤于寒燥，有伤于暑湿，有伤于寒湿，有燥夹湿，湿化燥，相因而为病者也。审是燥湿二气，非风、寒、暑、火所生而化，化而成之者哉！吾故举之以为提纲。"以上列举的伤于燥湿二气而发为风温、春温等诸种病证，旨在进一步说明燥湿与风寒暑火的关系。

在临床具体辨证方面，石寿棠在《医原·望病须察神气论》中说："干则必缩，干则必硬，干则必动，干则必痿。"指出燥邪致病具有"缩、硬、动、痿"的特点。又言"湿则必重，湿则必软，湿则必混浊而不清"，指出湿邪致病具有"重、软、混浊不清"等特点。以望诊而言，患者面色绷急而光洁为风燥、寒燥；色红润而浮为燥夹痰；红润而晦为燥夹湿；湿多干红、苗窍干涩为燥化热；色滞暗为寒湿内生；色松缓而垢晦为暑湿；色晦且干为湿化燥。"燥病则目光炯炯，湿病则目多昏蒙""燥病鼻多干涩，湿病鼻多润泽"。以闻诊而言，咳声不扬，或咳而牵痛，或干咳连声，或太息气短，此为燥；如从瓮中作声者然，或默默懒言，或昏昏倦怠，或多嗽多痰，或在喉中辘辘有声，或水停心下汩汩有声，或多噫气，此皆湿邪为病。若以切诊而言，《医原·切脉源流论》云："病有燥湿，脉有刚柔""刚脉者，即古所谓弦、紧、动、涩、牢、革诸脉是也，按之有尖滞弹指之象，主阴虚之燥病"；"柔脉者，即古所谓濡、缓、濡、滑、微、细诸脉是也，按之如丝线，湿泥柔软之象，主阳虚之湿病。"这些经验凝聚着石寿棠对疾病征象的深入把握。

（三）望诊重视神气

任应秋教授曾在其《中医各家学说》，论"诊法学说"时评价说："石寿棠的《望病须察神气论》，原载于所著《医原》中，发挥望诊最全面，无出其右者。"石寿棠于诊法，有较深的造诣和实际体验。如"望神"，强调须"以我（医生）之神，会彼（患者）之神"，因为"人之神气，栖于二目而历乎百体，尤必统百体察之"。亦即医者宜清心宁神对患者进行"望神"，并须结合整体观察。

　　石寿棠望诊最重"神气"之把握。关于诊法，自《内经》《难经》伊始就有所阐述。《内经》不仅深刻地阐述了中医的诊病原理，如以表知里，以我知彼，先别阴阳以及观过与不及等，还发明了望闻问切等直观察验的疾病诊察方法，建立了四诊合参的诊法规范。《素问·宝命全形论》所言，"凡刺之真，必先治神"，强调治神是针刺诊治的基础和前提，也是针刺诊治之首务。治神主要包含两个方面：第一，医者之神。医者是实施针刺的主体，医者之神也是影响疗效的重要因素。首先，针刺前医者须先定神。要安定心神，全神贯注，不要为其他事物所分心。把握患者病情轻重，邪正盛衰，方可施行针刺。其次，进针时要注意守神。医生施术时要排除干扰，严肃认真，精神集中，专心致志；同时注意病人的神情变化，嘱病人体察针下感觉，务使针下得气，令气易行。再次，行针时要注意移神治神。要全神贯注，时刻把握经气的变化，细心捕捉行针出针的时机，守气行气，以意领气，做到《素问·宝命全形论》所云："经气已至，慎守勿失。深浅在志，远近若一，如临深渊，手如握虎，神无营于众物。"即经气应针后，当不失机宜。无论针刺深浅、穴位远近，皆应小心谨慎，如临深渊；运针不释，如手握虎；精神专一，贯注针下。同时，必须时时观察病人的神态和目光，使病人神情安定，意守针感，进而取得"和之者若响，随之者若影"的治疗效果。对针刺治神的过程，医者必须先治其神，后调其气，使神气相随，手法形神合一，方能针刺得气取效。正如《灵枢·终始》所云："深居静处，占神往来；闭户塞牖，魂魄不散；专意一神，精气之分；毋闻人声，以收其精；必一其神，令志在针；浅而留之，微而浮之；以移其神，气至乃休。"第二，病人之神。在针刺治病的过程中，须属意病者，调其神气，促进得气获效。首先，使患者安神定志，标本相得。《内经》强调患者的精神状态直接影响治疗效果。如《素问·汤液醪醴论》："病为本，工为标，标本不得，邪气不服。"又说："精神不进，志意不治，故病不可愈。"为此，治疗疾病要首先了解病人的思想动态和心理活动，使病人解除顾虑，稳定情绪，树立信心，积极配合。如此心神安，血气和，经气易至，见效快捷。对于个别精神高度紧张、情绪波动不定的病人，应暂时避免刺灸，以防神气散亡，造成不良后果，当待其神志安宁时，方可施治，如《灵枢·终始》："大惊大恐，必定其气，乃刺之。"《灵枢·本神》："是故用针者，必察观病人之态，以知精神魂魄之存亡，得失之意也。"其次，制神导气，令气易至。《灵枢·行针》有"其神易动，其气易往"之说。施术过程中医者应当密切观察病人的神态及其对针灸的反应，通过控制病人精神的方法，使病人排除杂念，入静守神，引导经气直达病所。目为心神之使，通过医患眼神的交流，可达到调整和控制病人神气，促进经气运行的目的。如《素问·针解》："必正其神者，欲瞻病人目制其神，令气易行也。"高世栻在《素问直解》中说："以我之神，合彼之神，得神者昌。"治神为先的原则，虽然是中医针灸疗法的特色之一，但是也能反映中医学治重神气、以人为本的诊治思想。

《难经·六十一难》："望而知之谓之神，闻而知之谓之圣，问而知之谓之工，切而知之谓之巧。何谓也？然，望而知之者，望见其五色，以知其病。闻而知之者，闻其五音，以别其病。问而知之者，问其所欲五味，以知其病所起所在也。切脉而知之者，诊其寸口，视其虚实，以知其病，病在何脏腑也。"将望诊知神列为诊断方法之首，至于"神"之把握，石寿棠的老师余国珮认为"人之神气，在有意无意间流露最真。医者清心凝神，一会即觉，不宜过泥；泥则私意一起，医者与病者神气相混，反觉疑似，难于捉摸。此又以神会神之妙理也"（《医原·望病须察神气论》）。石寿棠秉承于此，对望诊如何用神有着独特的认识。其云："既称之曰神，必能以我之神，会彼之神。夫人之神气栖于二目，而历乎百体，尤必统百体察之。察其清浊以辨燥湿，察其动静以辨阴阳，察其有无以决死生。如是而望始备，而望始神。"(《医原·望病须察神气论》)"以神会神"，医者之神是主要的，医者之神不能专一，或不善于用神以察病人的神气，则所察非真，甚至有误，便大失其望病察神之旨。石寿棠在以下几方面对望诊有所发挥。

1. 望色

自《内经》伊始，中医学就特别强调望色。如《素问·脉要精微论》论"五欲""五不欲"，阐明了望色的要点及意义。欲，言五色中无论何种颜色，当以明润光泽、含蓄不露为善、为顺，说明五脏精气、经脉气血未衰，或衰之不甚，患病尚轻，预后多良；不欲，言五色中无论何种颜色，若枯槁晦暗、彰然外露为恶、为逆，说明五脏精气、经脉气血衰败，主病甚重，预后不良。此外，一旦五脏精华毕露、浮越于外、毫无含蓄，则为坏象，显示胃气衰绝而五脏衰败，真气外泄，是疾病趋向死亡的先兆，后人谓之"真脏色"，多表现为"回光返照""残灯复明"，故曰"五色精微象见矣，其寿不久也"。以上所论，也影响到石寿棠对于望色察神的认识。如《医原·望病须察神气论》："总之，不论何色，均要有神气。神气云者，有光有体是也。光者外面明朗，体者里面润泽。光无形，主阳主气；体有象，主阴主血。气血无乖，阴阳不争，自然光体俱备……观《内经》论色，分平、病、死三等，虽未明言神气，而神气已寓于其中矣。"

由于人是一个有机整体，体内脏腑气血之变化，必然会反映于面部相应部位。面部内应五脏，为经络所会，气化所通，神明所发之处。其变化明显，较易观察，故面部是望诊的重要部位，而望面色主要是观察病人面部的色泽及异常之色所出现的部位。所以在具体运用上，石寿棠重点以"光者外面明朗，体者里面润泽"为望面色要点来举例，阐述如下："燥属天气，色多有光而浮；湿属地气，色多有体而晦。风燥寒燥，由外搏束，主收敛；收敛则急，面色多绷急而光洁；燥搏津液痰饮，外溢于面，色多红润而浮；夹湿多红润而晦；燥邪化热，色多干红；苗窍干涩，多烦渴，甚则变枯而青黑；枯而青黑，则真阴亏极，而色无光体。寒湿内生，色必滞暗，变黄变黑，皆沉晦不明。湿兼风，色润而浮，多自汗；湿与暑合，或与热合，或湿土郁蒸之温邪，三者皆由口鼻吸入，三焦主蒸散，蒸散则缓，面色多松缓而垢晦。甚者浊邪由内蒸而外溢，如油腻烟熏者。若由湿化燥，则又晦而且干；晦而干，则湿邪未去，真阴又亏，色由无光而无体。"(《医原·望病须察神气论》)

由上可以看出，望色所谓神气，即指望色既外有光泽之要求，又内有实体之表现，光泽者外面明朗，实体者里面润泽，既明朗而润泽，又内含而不外露，此之谓神气。反之或沉晦不明，或暴露外溢，或枯涩，或垢腻，皆有伤于神气者，皆为病势危重的反映，此与《内经》理论一脉相承。

2. 望部位

望诊之部位，重点在于面部五色、肤色、目色以及血络。具体而言，是将面部分成若干部分，相应配属脏腑，然后据五色的沉浮、聚散、泽夭、明暗等，配以五行生克的吉凶顺逆变化，推断疾病的发生与否、病情所在部位、病势发展的程度、病变预后的良恶等。《灵枢·小针解》："上工知相五色于目。"《素问·移精变气论》："色脉者，上帝之所贵也。"《难经》中称望诊"望而知之谓之神"，将其列为四诊之首。迄后，张仲景更是将望色法广泛用于临床。如《伤寒论》太阳病篇第23条："面色反有热色者……"48条："面色缘缘正赤者，阳气怫郁在表……"以及《金匮要略·脏腑经络先后病脉证》："病人有气色见于面部""鼻头色青，腹中痛，苦冷者死"等。观《内经》之望色，其特点多为望面色而未及舌色，张仲景则将其拓展至望舌之色，成为舌诊理论的雏形和基础。

石寿棠对于望诊的部位，也特别强调面部的五脏分布。如《医原·望病须察神气论》："或曰：部位何如？曰：《经》谓心热病，额先赤；若青黑色，主有暴疾。肺热病，鼻先赤，凡鼻色青者主腹痛，微黑者有水气，鼻准黄者小便难，白者为气虚，鲜红有留饮。又曰：肺热病右颊先赤，肝热病左颊先赤，肾热病颏先赤，又主膀胱热结、小便不通。肝病者目眦青，赤主热，白睛黄主黄疸；目眦黄为病欲愈。又曰：心病者颧赤，肾病者颧与颜（天庭）黑黄，赤色出两颧，大如拇指，主卒死。又曰：色多青则痛，色黑则痹（如霍乱闭遏，色与络脉皆见黑色之类）。黄赤则热，多白则寒，五色皆见，则为寒热。《经》言部位之应脏腑，以及五色辨病之说，不可枚举，学者不可不知，又不可尽拘（表里阴阳传变甚速，故不可拘）。所当权于其大，以燥湿二字为提纲，以兼风、兼寒、兼暑、化火、未化火为权变，以色中之光体为神气，大道原不外一阴一阳也。"

清·周学海在《形色外诊简摩·面部脏腑肢节分位图说篇》中说："额心、鼻脾、颐肾、左颊肝、右颊肺，此高下左右，以应五脏气化之正位也。"心居上，故候以额；肾居下，故候以颐；"肝生于左，肺藏于右"，故左颊候肝，右颊候肺。周学海所谓"五脏气化之正位"，无非就是指此而言。此五脏候于面的部位，最为中医临证所习用。但亦正如石寿棠所言，"不可不知，又不可尽拘"。温病当中，面部部位望色也极具指导意义。如《温病合编·辨温病与风寒异受》："风寒主收敛，敛则急，面色多绷急而光洁；温疫主蒸散，散则缓，面色多松缓而垢晦。人受蒸气则津液上溢于面，色多垢滞，或为油腻，望之可憎，辨其为温疫之色。虽头痛发热，止宜辛平解肌，不宜遽用麻桂辛温发汗；一见舌苔黄燥、烦渴、胸腹痞满，即宜攻下，不可拘于下不厌迟之说。"

3. 望官窍

望诊当中，除面部色泽、脏腑分部之外，还有一个重要的方面，就是观察官窍。根据《内经》相关记载，五脏与官窍除有一一对应关系之外，还存在着更深层次、多角度的联系，即每一脏与诸窍都有联系，每一窍也能或多或少反映五脏的生理病理变化。亦即，五脏与面部官窍的生理病理

058

联系，绝不仅仅是单纯的对应关系，而是有着广泛复杂的联系。当今临床上，望舌可以测知五脏，观目可以指导眼科辨证治疗，均是《内经》脏窍复杂关系的延伸。石寿棠强调指出，望色之后，即须审官窍。以下是石寿棠的望官窍之论。

肝开窍于目，燥病则目光炯炯，湿病则目多昏蒙；燥甚则目无泪而干涩，湿甚则目珠黄而眦烂，或眼胞肿如卧蚕。阳明腑实，则谵语妄有所见；热入血室，血耗阴伤，昼日明了，夜则低声自语，如见鬼状。开目见人病属阳，闭目不欲见人病属阴；脱阳者见鬼，脱阴者目盲，脱阴脱阳者病危。目有眵有泪，精采内含者为有神气；无眵无泪，白珠色蓝，乌珠色滞，精采内夺及浮光外露者，皆为无神气。凡病目能识人者轻，睛昏不识人，及目直视、歪视、目小、目瞪、目睛正圆、戴眼反折、眼胞陷下，为神气已去，多不治。其直视、歪视、上视，目睛微定，移时稍动者，有因痰闭使然，又不可竟作不治论。

肺开窍于鼻，燥病鼻多干涩，湿病鼻多润泽；鼻流清涕多风寒，鼻流浊涕多风热，鼻孔燥如烟煤，为阳毒热极；鼻孔冷滑而黑，为阴毒冷极。痰饮壅遏肺气，则呼吸有声；肺肾虚脱，则出入气微。或喘急抬肩，鼻孔掀张，气微与掀张，则神气由此散开。

肾开窍于耳，心寄窍于耳，胆上络于耳。暴病耳聋、耳肿、耳痛、耳旁红，属少阳风热燥邪，或肝胆热挟湿浊上壅。久病耳聋属气虚，属精夺。若耳焦枯受尘垢，属肾水亏竭。此亦内无精液，而外无神气者。

脾开窍于口，口苦属燥热，口甜属湿热，唇口赤肿而干者热极，青黑而润者寒极。焦而红者可治，焦而黑者难治。淡白为气虚，淡白不泽为液少。唇青而反，环口黧黑，唇舌颤振不止，口如鱼口，气出不返者死，为其神气已去。

心开窍于舌，脾之大络系于舌本，肝肾脉亦通舌本。凡木舌、重舌、舌衄属心经燥热；舌菌、舌垫、舌肿大塞口，属脾经湿热，挟心火上壅；舌本强硬，为热兼痰；舌卷短、痿软、枯小，为肝肾阴涸，而舌因无神气。

看舌之后，又须验齿。齿为骨之余，龈为胃之络。燥热最灼胃津，并烁肾液。初起齿光燥如石者，热烁肾阴。若无汗恶寒，乃寒燥之气搏束卫分所致，宜辛凉透汗，勿用滋腻。初病齿流清血，痛者为胃火冲激，不痛者为龙火内烁，分虚实治之。齿焦而有垢者，胃热烁肾阴，当微下之；无下证者，宜玉女煎清胃救肾。齿上半润，下半燥者，乃水不上承，心火无济，宜清心滋水，枯处转润乃安。胃肾二经之血，上走齿龈，病深动血，结瓣于上，阳血色紫如干漆，阴血色黄如豆瓣酱。阳血滋胃为主，阴血救肾为要。然见豆瓣色者多险，盖阴下竭，阳上厥。齿垢如灰糕样者，乃胃气无权，湿浊用事，多死；齿无垢者死，齿如枯骨者死。肾液涸而色不荣，而齿因无神气。

咬牙有实有虚。咬牙龈者，为湿热化风；但咬牙者，或痰热阻络，或胃府热极，气走其络，皆欲作痉之象。或咬牙而脉症皆衰，或在下后，此胃虚无谷气以自荣，虚则喜实，故速宜滋益胃阴。若下后牙关紧闭，为胃气绝，不治。其有初病舌本不缩而硬，牙关咬定不开者，此痰热阻窍，先用乌梅擦之使开，再进清热化痰潜肝之剂。

肾开窍于二阴，前阴利水，后阴利谷；燥病尿多清黄，湿病尿多浑浊；湿热温邪，尿多浑黄浑赤。其有病湿而尿不浑浊者，在外感为邪郁气分，气不行水，以致湿热留而不行；在内伤为气虚不能传化。若论大便，燥邪多硬，湿邪多溏，燥搏气机不能化水，又多窘迫下利。伤寒化燥伤阴，下之宜猛；湿邪胶滞重浊，粪如败酱，下之宜轻。若春温、温疫内有燥粪者，又当急下阳明以存津液。伤寒大便溏为邪已尽，若协热下利及下利稀水色纯青者，又当速下存津，不可误认为邪已尽。湿邪大便溏为邪未尽，必燥屎乃为无湿。若大便尘腐散薄，完谷不化，而无气味，或如屋漏水者，此属败象，不可误认为邪未尽。总之，经权常变，不可执一，互证旁参，乃有心得。

以上头、目、鼻、耳、口、舌、齿、牙、二阴诸形窍，各就其所主之气化，所司之脏腑，所系之经络，所常见之病变，分别予以纲领性的辨识，可谓要言不烦，值得仔细揣摩，以资临证参考。

综上所述，中医学认为，病有诸内，必形诸外，更当即著于外者言之。对于五脏外在征象的观察，石寿棠多依据《内经》之理展开。所谓"外形"，即指患者的全身症状。石寿棠于此所述者，首为燥湿寒热虚实所反映的各种症状。如：燥病，或肌肤刺痛，手不可扪；或项背强痛，甚则筋挛发痉，手足牵引，口噤头摇，面黑毛焦，唇反眼戴，舌卷囊缩；又有肠拘似块、伛偻难伸及骨痿偏枯等。凡物干则必缩，干则必硬，干则必动，干则必痿，在人亦然。湿病则头目昏重，肢体疲困痠疼，嗜卧懒动；甚则神智昏沉，如痴如醉。凡物濡则必重，濡则必软，濡则必混浊而不清明，在人亦然。燥热必烦而动，身热口渴，揭去衣被，扬手掷足，寻衣摸席，撮空理线（非大实即大虚，总以苔脉神色为凭），脉来沉实有力，舌苔黄厚，为阳、热、实的表现。寒湿必倦而静，无热不渴，欲得衣被，或身重足冷，蜷卧恶寒，或好向壁卧，闭目不欲见光明，懒与人言，脉来软濡无力，舌苔色白，为阴、寒、虚的表现。所以论望诊者，当以石寿棠所言最有条理而又最为系统。

（四）温病论治自有心得

对于温病的发病，自《内经》而来就有"感而即发"和"伏而后发"之分，亦即新感和伏邪两种发病观。石寿棠质疑邪伏藏于里，至时而发的说法。如《温病合编·卷首·喻嘉言辨正王叔和序例》就指出，王叔和言寒邪藏于肌肤，喻昌言寒邪藏于骨髓，都是论寒邪能藏伏于内。石寿棠则认为，贼邪伤人，随感随发，顷刻不能隐藏不露，人皆知之，即春风、夏暑、秋燥、冬寒为天地之正邪。至于邪渐渍而不骤，不能随感随发，似乎可以藏伏，而不知非能藏伏的情况，乃是入冬月为寒气所伤，根本先亏导致。且寒久必化为热，在内已有温热之根，至春便易感温气而病温，这也是"重阴必阳"的道理，故曰"冬伤于寒，春必病温"。所以饥馑之岁，人受饥寒，春多温疫。在《温病合编·卷首·辨正张景岳论温并治法》中，石寿棠指出张介宾对"冬伤于寒，春必病温"的解释欠妥。石寿棠认为，张介宾并未注意《素问·阴阳应象大论》原文上有"故曰"二字，有"重阴必阳，重阳必阴"两句。又以伤寒化热之后，《内经》亦称为热病，故曰温疫本即伤寒。不知伤寒化热之热病，其原为伤寒；春夏之温热病，其原为温热。一由表传里，一由里达表。寒温相去霄壤，传变亦表里殊途。况温疫乃天地之厉气，且与常候之温热病不同，所以不能将温疫与伤寒等同。张介宾所说"先受寒邪，再触则发"，此温疫兼寒之证，非温疫之常者。张介宾所说"若非表邪，何必汗而后解"，不知伤寒一汗而解，温疫屡汗不休，必待攻下之后，疫邪中溃，始得汗解。总之，石寿棠认为，张景岳之误，由于读断经文之故，是以篇中多收论伤寒之文引证温热。

类似诸多评语，都在《温病合编·卷首》。通过对《内经》有关温病记载的条文辨正，还有后世对王叔和、喻嘉言、张景岳、吴又可温病认知的点评，石寿棠否定了温病伏邪发病的观点，并明确指出外感类疾病论治中，首先要注意鉴别伤寒与温病。

1. 治温病当首先辨明伤寒与温病之别

《温病合编》开篇即云："盖气有正有邪，病有常有变，如伤寒感天地之正气，温疫感天地之厉气，气不同而治因亦异，毫厘之差，千里之谬，辨之不可不早辨也。"认为伤寒和温病的病因不同，则疾病的发生发展就当有不同的规律，这种不同应当在治法方药上体现出来。这种强调伤寒与温病有别的思想，也是当时温病学派独立于伤寒学派，在学术思想上坚定自信的体现。

石寿棠认为,伤寒之论在张仲景时尤为详尽,后世之人皆按张仲景所言论治。所以,温热之病亦按此论治,危害极大。如《温病合编·自序》:"韩祗和之《伤寒微旨论》,王寔之《证治》,张子和之《心镜》等书,皆将温热之病认作伤寒,以伤寒之方混疗温热。不知寒、温二字判若霄壤,而所入之门又属殊途。"伤寒,邪从经络毛窍而入,自下而上,由表传里,始足太阳。膀胱属水,寒即水之气,同类相从,故病始于此。温病由口鼻而入,自上而下,由里达表,直通肺气,始手太阴。若未察觉到这两者的区别,而用温散为治疗法则,就好像用温性药治疗温性疾病,伤寒之治法当以张仲景六经之意为主,而温病则要从刘完素三焦定论。

至于疫痧与伤寒的区别与治疗,石寿棠认为,疫痧之火,迅为雷霆,身热一发,便烂喉、神呆、痧隐、肌赤,其毒火炎炎,灼伤脏腑在片刻间;而伤寒是按六经之顺序传变,若按伤寒之证待疏透以后再用清化之法来治疗温病,岂不是要十死八九。再者,寒为阴邪,《伤寒论》中言中风者,风从西北方来,就像吹奏觱(bì)这种乐器所发的声音,其性最善收引;阴盛必伤阳,故郁遏太阳经中之阳气,而出现头痛、身热等症状。温为阳邪,《伤寒论》中亦言伤风,此风从东方来,乃解冻之温风也,最善发泄;阳盛必伤阴,故首郁遏太阴经中之阴气,而出现咳嗽、自汗、口渴、头疼、身热、尺肤热等症状。在全书论述中,石寿棠都贯穿了重视伤寒与温病相鉴别的思想,无时无刻不在提醒后世之医者注意这两者的区别,以期在临证时能多活人命,少有过失。此外,还特意在《温病合编》最后附录了类伤寒四证:赤膈类伤寒、黄耳类伤寒、解㑊类伤寒、砂病类伤寒,并简略论其病因病机、主要临床表现及治法方药。

2. 设立温病大纲

在《温病合编》中,石寿棠对风温、温热、温疫、温毒、暑温、伏暑、湿温、秋燥、冬温、温疟，除详其大纲外，还对症状加以详细的辨析。如：论表证，涉及发热、恶寒、寒热往来、头痛、头重等 17 个症状。论里证，涉及躁、呕、渴、不渴、口苦、口甘、齿燥、耳聋等 39 个症状。还有五兼证、十夹证、遗证，以及妇人、小儿温病等。其辨证及所论理法，多宗叶天士、吴鞠通而抒发己见。其论表证发热时，谓"表证发热，热在皮肤，扪之烙手，久按反轻，必兼头痛，身痛诸表证，法宜解肌。里证发热，热在肌肉、筋骨，初扪热轻，久按热重，必兼烦渴，胸腹满痛诸里证，法宜清宜下"。论里证热入营分不渴，谓"渴乃温之本病，今反不渴，而舌绛且干，两寸独大，盖邪热入营，蒸腾营气上升，故不渴，不可疑不渴非温病也。治法以透邪清营为主"。温病兼寒者，石寿棠辨别其证，谓"兼寒者，初起一、二日，头疼身痛，恶寒发热，悉无以辨。惟温病脉多软散而不浮，兼寒则浮紧。温病多汗，兼寒则无汗，亦异于单受寒者。单受寒则舌上无苔，即有苔亦薄。温病兼寒，则舌苔厚白；单受寒，则神清；温病兼寒，必有烦躁口苦、口臭等症。既辨其证，尤当辨其热重热轻。温重寒轻者，烦躁症多，恶寒无汗症少"。由上可见，石寿棠辨证精湛而细致。

3. 重视温病三焦论治

三焦辨证，是外感温热病的辨证纲领之一，为清代医家吴鞠通所倡导。自从张仲景创立六经辨证之后，医家皆按其法论治；惟金之刘完素主三焦立论，而不墨守伤寒六经之法。石寿棠称其"独辟洪蒙，揭日月于中天矣"。吴鞠通在《内经》及叶天士等医家基础上，根据外感温热病发生发展的一般规律，创立了三焦辨证之法。张仲景论伤寒，主六经，由表至里；刘完素论热病，主三焦论，由上至下。刘完素认为，凡头痛、身热、恶寒诸表证，属肺经；多言、烦躁、谵妄，属心经；神识昏乱，为上焦之病。舌苔黄厚、胸腹胀满，属脾胃，温邪传里，为中焦之病。舌燥无苔、舌苔干黑，属肾水枯；舌卷、囊缩，肝血竭，为下焦之病。

石寿棠主张以刘完素"三焦论"为纲领治疗温病，在其书中多有论及。如在温热病的辨证治疗中，石寿棠认为，温热初起，邪自口鼻而入，首先犯肺；肺主周身之气，温热之邪使气窒不化，则会出现头痛、身痛、微恶寒。温邪内郁，必兼见烦躁、口渴、脉息动数，或两寸独大、尺肤热（两手肘关节下至寸口部位皮肤发热）、午后热甚。肺与大肠相表里，热邪下迫大肠，则大便泻稀黄水。宜用辛凉轻剂解肌，轻扬向上，如银翘散去银花之类。最忌辛温发汗，致伤津液；阴柔滋腻，阻塞气机，不得开泄，反致脘闷内陷。亦忌用一派寒凉，逼邪内陷，是邪闭而药又闭之。若上焦未清，邪入中焦胃腑，大热、大渴、脉不浮而躁、舌苔燥黄、胸前拒按，此乃阳明燥土煎熬肾水，不下则阴液立见消亡，下则引上焦余邪陷入而为结胸，宜承气汤合陷胸汤治之。若脉沉数有力，甚则脉体反小而实者，乃病纯在里，大承气汤主之。若发斑疹，则以透达清化为主；有里邪者，清透之中仍佐攻下，银翘散、犀地汤合承气汤主之，此为中焦阳明胃腑兼上焦治法。若邪入下焦，口干舌燥，甚则齿黑唇裂，脉实胸满者，仍当下之。更有热伏少阴，暮热早凉，热伤厥阴，神昏痉厥，又以甘凉育阴加以介类潜阳，且蠕动之物能入络搜邪，如定风珠之类，此为下焦肝肾治法。

石寿棠受吴鞠通影响，也重视温病从三焦论治，并引清代戴麟郊的观点加以发挥。指出风寒从表入里，自毫毛而肌肉，而筋脉，而胸膈，而肠胃，一层渐深一层，不能越此而入彼，故汗不厌早，下不厌迟，治法浅深，毫不可紊。

温病初起，病在上焦，宜用清凉轻宣，芳香逐秽诸法；中焦实证则宜疏利攻下，终传下焦宜救阴潜阳。关于用药宜忌，着重论及承气汤及石膏、生地、黄连等诸药，并指出温病解后，宜用养阴保津之品，不可妄投参、术等补剂，及青皮、枳实、槟榔等香燥之品，以免劫津耗液。

石寿棠所持温病当主三焦治法，是秉承叶天士、吴鞠通的学术思想，而又自成体系。特点是将症因脉治融为一体，重视温热传变，病始病末，施治有序。

石寿棠认为，温热初起，邪自口鼻而入，先干于肺；肺主周身之气，气滞不化，必然头痛，微恶寒。温邪内郁，必兼见烦躁，口渴，脉息动数；或两寸脉独大，尺肤热，午后热甚。更有温邪在上，大便泄稀黄水，肺与大肠表里相应，亦由热迫下注所致。宜用辛凉轻剂解肌，轻扬宣上，如银翘散去银花之类。最忌辛温发汗，致伤津液；亦忌阴柔滋腻，阻滞气机，不得开泄，反致脘闷内陷。若脉浮洪，恶热，舌黄面赤，大渴大汗，此邪在肺经气分，为欲出表而未遂之征；宜辛凉重剂，退其邪热，保其津液，白虎汤主之。若舌微黄，寸脉盛，心烦懊憹，起卧不安，欲呕不得，无中焦证，此邪在上焦膈中。在上者因而越之，宜栀子豉汤，快涌膈中之热。若舌绛而干，口不渴，为热入营分，倘神识昏迷，痰涌呛血，此邪入包络，谓之内闭，乃温邪郁蒸，无形无质；用药徒攻肠胃，则属于隔靴搔痒。想要宣通窍闭，必用芳香，牛黄、至宝辈，通神明之窍，驱热痰之络。若阴亏液耗者，必佐清空滑利之品，如芦根、竹叶、川贝、竹沥、姜汁、鲜生地之类，以滋阴液，以理温邪，可冀百中图一。这就是其对上焦肺与心包的治疗大法，最忌一派寒凉，逼邪内陷。更有邪在上焦，未入胃腑，误用下法，余邪陷入而成结胸之证，小陷胸汤主之。

又有上焦未清，邪入中焦胃腑，大热大渴，脉不浮而躁，舌苔燥黄，胸前拒按者，属阳明燥土，煎焚肾水之证。不下则阴液立见消亡，下则引上焦余邪陷入而为结胸，以承气汤合陷胸汤治之。若脉沉数有力，甚则脉体反小而实者，乃病纯在里，大承气汤主之。若发斑疹，则以透达清化为主；有里邪者，清透之中，仍佐攻下，银翘散、犀地汤合承气汤主之。此中焦阳明胃腑证兼上焦证的治法。

若邪入下焦，口干舌燥，甚则齿黑唇焦，脉实胸满者，仍当下之。更有热伏少阴，暮热早凉，热伤厥阴，神昏痉厥；又当甘凉育阴，加以介类潜阳，且蠕动之物，能入络搜邪，如定风珠之类，这就是其对下焦肝肾证的治法。

4. 温病论治重视顾护津液

温病为阳热之邪侵犯人体，阳热之邪最易伤阴；若治疗时汗法与下法应用不当，使津液流失于无形之间，又会加重津液的耗伤。因此，在温病治疗过程中，当始终注意对津液的保护。

石寿棠认为，温病是由口鼻而入，邪不在足太阳之表，故不得伤太阳经。若误发之，恰逢其人表疏，一发而汗出不止。汗为心液，误汗亡阳，必致神明昏乱；心以阴为体，心阴不能济阳，则心阳独亢，必有谵语、癫狂、内闭外脱之变。有人据此认为误汗伤阳，但是汗乃五液之一，发汗太过，亦必伤阴。喻嘉言《尚论后篇·温证上篇》："温病发汗之法，皆用解肌。盖久郁之邪，一解肌则自散；若大汗而重伤津液，反变起矣。"冀如表药中败毒散、参苏饮。张仲景治温病，凡用表法，恶寒无汗用桂枝汤，以示微发汗不过发之意也。凡用下法，皆用大承气汤，以示急下无所疑之意。但并不是说在表者轻，在里者重，而是考虑到热邪久踞阳明，胃中津液已被灼伤，故当汗而惟恐过汗，反重伤其津液；当下而惟恐不急于下，以急存其津液。

温病可下者，约三十余症，不必悉具。但见脉息沉实、舌黄、心腹痞满，便当下之。大凡客邪贵乎早逐，因为人气血未乱、肌肉未消、津液未耗时，病情不至于向危险的方面发展，用药时也不用畏首畏尾，病邪驱除后也利于患者康复。其有误攻而致害者，乃邪在胸膈，未入于胃腑，下之而成结胸；亦有春夏暴寒所中之疫证，邪纯在表，未入于里，其时必脉浮、苔白、无汗、身热。郁热必以外泄为易，切忌误攻而引邪深入。故温病初起，疏利之中必佐解肌；待邪传胃腑，始用攻下，切勿瞻前顾后，致热烁津液而损正气，以至正不胜邪，终至挽回无望。另有少阴病，强汗则小便必难，误下则小便不利、直视、失溲，可见肾以膀胱为腑，脏病而腑必病，脏伤则腑先告竭。细究张仲景伤寒证认为"小便利者，其人可治"，即言少阴之脏气绝与不绝，全在于小便之利与不利。

故而，石寿棠认为顾护津液的万全之策，是辨清邪之所在，早拔去病根为首要，以从根本上治疗津液耗损的病变，犹如釜底抽薪才能彻底停止釜中水沸。临证时又当量人之虚实，度邪之轻重，察病之缓急，揣邪气离膜原之多寡，然后药不空投，投药无太过不及之弊。

石寿棠

临证经验

石寿棠基于家学，理论功底深厚，临证经验丰富。其辨证仔细，论治得当，多见奇效。以下从辨舌论治、用药大法、诊治经验三个方面概述。

一、辨舌论治

石寿棠极其重视中医诊断之"司外揣内"的运用，强调通过望、闻、问、切四诊综合运用以分析病情。如：在《医原》中有四篇专门论述望、闻、问、切四诊，可见石寿棠对于诊断的重视。同时，石寿棠继承了明清时代温病学家重视舌诊的特点，在其所著《医原》《温病合编》两书中，关于舌诊有极其丰富的内容，并有许多独到的见解。石寿棠望舌苔非常细致。关于舌苔产生和变化的原因，《医原·望病须察神气论》有云："舌之有苔，犹地之有苔。地之苔，湿气上泛而生；舌之苔，脾胃津液上潮而生。故平人舌中常有浮白苔一层，或浮黄苔一层。夏月湿土司令，苔每较厚而微黄，但不满不板滞。其脾胃湿热素重者，往往终年有白厚苔，或舌中灰黄。至有病时，脾胃津液为邪所郁，或因泻痢，脾胃气陷，舌反无苔，或比平昔较薄"。石寿棠根据舌苔特征及变化，确定治法和用药。

初起舌苔白而欠津者，燥热伤肺津也，宜轻清泄热，为其上者上之也，如杏仁、桔梗、牛蒡之类。辛润以解搏束，治用桑叶、蒌皮之类，轻清以解燥热；佐山栀皮、连翘壳之微苦微燥，以燥属金，微苦能胜之。

舌苔白而底绛者，为湿遏热伏，须防其变干；宜辛淡轻清，泄湿透热，不使湿邪遏热为要；如三仁汤蔻仁易蔻皮，稍佐滑石、淡竹叶、芦根之类，以清化之。

初病舌苔白燥而薄，为胃肾阴亏。其神不昏者，宜小生地、元参、麦冬等以救阴，用量不宜过大，恐遏伏邪气；银花、知母、芦根、竹叶等味以化邪，尤须加辛润以透达。若神即昏者，加以开闭，如普济丹、宁上丸之类，迟则内闭外脱不治。

舌苔白燥而厚者，调胃承气汤下之；佐以清滑养阴之品，如鲜生地、元参、梨汁、芦根之类，取其清滑，不滞邪气。

若舌苔白腻不燥，自觉闷极，属脾湿重，宜加减正气散、三仁汤之类，去苡仁、芦根、滑石，加醒头草（即佩兰）、神曲，辛淡开化，芳香逐秽。

舌胀大不能出口，属脾湿胃热郁极，毒延于口，前法加生大黄汁利之，舌胀自消。

舌苔白厚黏腻，口甜，吐浊涎沫，为脾瘅，乃脾胃湿热气聚，与谷气相搏，满则上溢，亦宜加减正气散，加醒头草（即佩兰）、神曲。

舌苔如碱色，或白苔夹一二条黄色，乃宿滞夹秽浊之邪，前法加宣中消滞药，否则担心结闭，不能透出膜原。

白苔厚如积粉，四边舌肉紫绛，乃湿土郁蒸之温邪，发为温疫，仿达原饮、三仁汤加减透邪，以防传陷。

苔白不燥，或黄白相兼，或灰白不渴，慎不可投苦泄清下。此湿郁未达，或素多痰饮，虽中脘痞痛，亦不可攻，宜用开化。如杏仁、蔻仁、枳实、桔梗、陈皮、茯苓、通草之类。

舌苔黄浊，胸膈按痛，或自痛，或痞胀，此湿热混合，宜苦降辛通。如蒌贝温胆汤、小陷胸汤、半夏泻心汤、黄芩滑石汤之类。然此舌苔"黄"要有舌苔紧贴舌面，不易刮下之象，即原书所云"地质之黄"，乃可用苦辛重剂。若光滑，乃无形湿热，已见虚象，宜用瓜蒌、贝母、栀子、连翘之类，微辛微苦，轻轻开化，大忌苦辛重剂。

舌苔老黄、灰黄，如沉香色，而紧贴舌面，不易刮下，且不滑而涩；

或中有断纹，或中心厚苔，此邪已传里（胃腑、肠腑），与宿滞相结，脘腹必满必痛，皆当下之。若未见此样舌苔，恐湿聚太阴为满，寒热湿错杂为痛，或湿阻气机为胀，仍当从辛淡温法开化。若苔黄薄而干，与前白薄而干者同治。

热邪传营，舌色必绛而无苔，其有舌绛，中兼黄白苔者，及似苔非苔者，此气分遏郁之热烁津，非血分之热；宜用前辛润达邪，轻清泄热之法；最忌苦寒冰伏、阴柔滋腻，致气分之邪，遏伏内陷，反成纯绛无苔。其有不因冰伏，而舌纯绛鲜泽，神昏者，乃邪传包络；宜用犀角、鲜地黄、银花、连翘、郁金、鲜石菖蒲、竹沥、姜汁等味，清化之中，佐辛润开闭。若其人平素多痰，外热一陷，里络即闭，须兼用宁上丸、普济丹丸之类，迟恐闭极痉厥。

舌绛，望之若干，扪之有津，此属平昔津亏，湿热熏蒸，浊痰蒙闭心包所致，宜轻清泄热，佐宁上丸开之。

舌色紫暗，扪之湿，乃其人胸膈中素有宿瘀，与热相搏，宜鲜地黄、犀角、丹皮、丹参、赤芍、郁金、花粉、桃仁、藕汁等味，凉血化瘀，否则瘀热为伍，阻遏机窍，遂变如狂、发狂之证。

舌紫而肿大，乃酒毒冲心，前法加生大黄汁利之。

舌绛欲伸，而抵齿难伸者，此属痰阻舌窍，肝风内动所致；宜于清化剂中，加竹沥、姜汁、胆星、川贝等味，以化痰热，切勿滋腻遏伏火邪。

舌绛而燥，属邪火伤营，宜犀角鲜地黄汤。其有因寒凉阴柔遏伏者，往往愈清愈燥，愈滋愈干；又宜甘平甘润，佐以辛润透邪，其津乃回。

舌绛有碎点黄白者，欲生疳也。舌与满口生白衣如霉苔，或生糜点，谓之口糜。因其人胃、肾阴虚，中无砥柱，湿热用事，混合蒸腾，证属难治，酌用导赤、犀角地黄之类救之。

舌生大红点者，属热毒乘心所致，导赤、犀角，加黄连、金汁治之，或稍加生大黄汁利之。

舌心绛干，乃胃热上烁心营，宜清心胃；舌尖绛干，乃心火上炎，宜导赤以泻其腑；舌绛而光亮，绛而不鲜，甚至干晦枯萎者，或淡而无色如猪腰样者，此属胃、肝、肾阴涸极，而舌无神气之证。急宜加减炙甘草汤，加沙参、玉竹、鸡子黄、生龟板等味，甘平濡润以救之。

舌苔黑燥而厚，此胃肠邪结，伤及肾阴，急宜大承气汤咸苦泻下；若黑燥而不甚厚，调胃承气汤微下，或增液承气汤润下；若舌淡黑，如淡墨色，而津不满者，此肾虚无根之火上炎，急用复脉、生脉、六味等药救之；舌苔灰黑青黯而滑润者，及舌虽无苔不燥，而有如烟煤隐隐者，无热不渴，或见肢凉，此虚寒证，水来克火之象，急宜理阴煎之类温之。若舌短缩，为肝肾气竭，难治。

同时，石寿棠也将望舌苔之法，运用于温病诊治当中。如《温病合编》中有"辨舌"一节，内容是概括舌苔在温病辨证中的运用。如风寒在表初起，舌上无苔；即有白苔，亦薄而滑，入里，方由白而黄，由黄而燥，由燥而黑。温疫一见头痛、发热，舌上即有白苔，且厚而不滑，或色兼淡黄，或粗如积粉；若传胃腑，则黄而燥；又有白苔即燥，名白砂苔，一名水晶苔，乃自白苔之时，津液干燥，邪虽入胃，不能变黄，宜急下之，佐以养阴；又有舌绛无苔而干燥者，此血液耗竭之候。此证最重，急宜养阴并透达其邪；邪一外达，津回苔生则生。亦有邪在气分，用药过凉，逼邪深入，舌不现苔，甚有愈清愈燥者，不可不知。另有暑温、湿温之证，舌苔白滑、黄滑、灰滑，或白腻、黄腻、灰腻，甚有至黑而不燥者，以其夹湿者。若湿气已化，热气独存，则舌苔有转为黄燥可下者。临证当审之。

二、用药心法

石寿棠对疾病病因的认识，在临床辨证治疗中非常注重燥与湿，指出"寒热皆能化为燥湿"，并在《医原》中详细分析了风寒暑温火与燥湿的关系，指出"燥湿二气，为百病之纲领"。关于疾病的辨证治疗原则，石寿棠指出，"至于认证，总以燥湿二气为提纲，以因风因寒因暑为机括，以化火未化火为传变，以伤阴之轻重为用药之浅深"（《医原·儿科论》）。基于上述认识，石寿棠对疾病的分类、药物的体质功用及燥证与湿证的治疗大法，做了进一步阐发。提出"病有燥湿，药有燥润"，指出"凡体质柔软，有汁有油者，皆润；体质干脆，无汁无油者，皆燥。然润有辛润、温润、平润、凉润、寒润之殊，燥有辛燥、温燥、热燥、平燥、凉燥、寒燥之异，又有微润、甚润、微燥、甚燥之不同"（《医原·用药大要论》）。

（一）用药大要

石寿棠在《医原·用药大要论》中，从药物的刚柔体质分析其不同的效用。因此，一如其分析病变的精神，把药物分做燥、润两大类，各以气味之不同而殊其功，这也是很有特色的一种分类方法。石寿棠所论"用药大要"如下：

1. 药之燥润

用药首先要辨其体质之刚柔，刚者燥，柔者润；润者有辛、温、平、凉、寒之殊，燥者有辛、温、热、平、凉、寒之异，而两者都有微有甚。以病机之变不外乎燥湿，故药物之体亦不外乎燥与润。同时石寿棠指出，认识药物"气味"的同时，应兼顾药物的"体质"特性。石寿棠在《医原·用药大要论》中指出："草木虽微，其气味有阴阳之分，体质有刚柔之别，一物一太极也。古人论药性，多言气味，少言体质。"石寿棠认为，凡体质柔软，有汁有油者，皆润；体质干脆，无汁无油者，皆燥。进而指出，润有辛润、温润、平润、凉润、寒润之别，燥有辛燥、温燥、热燥、平燥、凉燥、寒燥之异，又有微润、甚润、微燥、甚燥之不同。对四时之气而言，大抵润药得春、秋、冬三气者多，得夏气者少；燥药得夏、秋、冬三气者多，得春气者少。燥药得天气多，故能治湿；润药得地气多，故能治燥。

石寿棠以燥、润为纲，将临床常用的 200 余味药分归两大类，即燥药和润药，其具体分析了 203 种药物的刚柔、燥润特性。具体如下：

辛润药：杏仁、牛蒡、桔梗、葛根、细辛、前胡、防风、青蒿、紫菀、百部、当归、川芎、桃仁、红花、茺蔚子、白芷、鲜石菖蒲、远志、鲜郁金、蜀漆、僵蚕、白芥子、莱菔子、苏子、薤白、生姜、淡豆豉、葱白、芹菜汁、韭汁等。

温润药：党参、高丽参、黄芪、甜冬术、苁蓉、枸杞、山萸、菟丝、芦巴、巴戟天、桑葚、金樱子、五味子、桂元、大枣、胡桃、鹿茸、鹿角、鹿胶、羊肾、海参、淡菜、紫河车等。

平润药：南北沙参、东洋参、熟地、首乌、芍药、玉竹、百合、沙苑、柏子仁、酸枣仁、甜杏仁、冬瓜仁、麻仁、亚麻仁、黑脂麻、乌梅、蜂蜜、饴糖、阿胶、燕窝、猪肤、鸭肠、人乳等。

凉润药：干地黄、元参、天麦冬、西洋参、鲜石斛、女贞子、银花、菊花、鲜桑叶、蒲公英、知母、荷叶、竹沥、竹茹、竹叶、淡竹叶、芦根、白茅根、怀牛膝、川贝母、枇杷叶、瓜蒌、花粉、海藻、昆布、柿霜、紫草、白薇、梨汁、藕汁、蔗汁、荸荠汁、露水、龟板、鳖甲、牡蛎、决明、文蛤、海浮石、童便等。

寒润药：石膏、鲜地黄、犀角、羚羊角、蚌水、猪胆汁等。

辛燥药：羌活、独活、苏叶、荆芥、薄荷、藿香、佩兰、香薷、木香、香附、麻黄、桂枝、牵牛、芫花等。

温燥药：苍术、厚朴、半夏（半夏虽燥其质尚滑）、南星、蔻仁、砂仁、益智仁、破故纸、山楂、青皮、陈皮、槟榔等。

燥热药：附子、肉桂、干姜（肉桂、桂枝、干姜质虽微润，究竟气厚）、炮姜、吴茱萸、椒目等。

平燥药：茯苓、琥珀、通草、薏苡仁、扁豆、山药（体微燥而精尚多）、甘草、神曲、炒谷芽、猪苓、泽泻、川牛膝、萆薢、茵陈、防己、豆卷、蚕沙、车前子、海金沙（车前子精汁颇多，但其性走泄，海金沙质微燥，二者在利水药中，尚不甚伤阴）等。

凉燥药：连翘、栀子、霜桑叶、丹皮、地骨皮、钗石斛、滑石、寒水石、柴胡、升麻、蝉蜕、钩藤、槐米、枳壳、枳实、葶苈子等。

寒燥药：黄连、黄芩、黄柏、木通、苦参、金铃子、龙胆草、大黄、玄明粉、大戟、甘遂等。

石寿棠还提到"用药之法，须知用意"。所谓用意，就是善于思考问题，分析问题。如属燥病者，是寒燥？还是热燥？应从其脉证全面分析而得之。知其为寒燥者，当用温润药；知其为热燥者，当用凉润药。总之，病纯者用药纯，病杂者用药杂。于立法遣药之际，不善于"观其已往，治其现在，顾其将来"，则势必用药不灵，收效不显，也就是不善于"用意"的结果。

2. 药之开阖

石寿棠认为，药性具有四气五味，而其性能总的表现不外乎开阖。大抵气薄者多开，味厚者多阖；气温气热多开，气寒气凉多阖；味辛味酸多开，味苦味咸多阖；味甘得中和，则能开能阖。然亦必须参合为用，而非执一不变者。

难能可贵的是，石寿棠在前人论述基础上，将药物的"四气五味""升降浮沉"与开阖联系起来，以气味论开阖，认为"大抵气薄者多升、多开；味厚者多降、多阖。温者多开，寒者多阖"；若以补泻论开阖，则认为"泻者多开，补者多阖"；若以五味论开阖，则认为"辛甘发散为阳，主升"，升则为开；"酸苦涌泄为阴，主降"，降则为阖。对具有多种气味的药物，石寿棠认为，"辛苦、辛酸之味多开，酸咸之味多阖；甘得土之正味，同开则开，同阖则阖，缓中之力独多"。石寿棠指出，须抓住其"偏胜"之性予以剖析，所谓"总以味偏胜者为主"。如五味子虽然五味俱全，但以酸、甘两味为偏胜，其功效亦以酸收、甘补为主。石寿棠在临诊用药时，对于药物配伍每多真知灼见。如阐述了六气为病，导致升降失调、开阖失司的特点。指出"六气之中，寒湿偏于阖，燥火偏于开；风无定体，兼寒、湿则阖，兼燥、火则开，暑有热、有湿，偏于热者多开，偏于湿者多阖"。在选用药物时，讲究升降开阖用法，以取最佳疗效。其指出："用药治病，开必少佐以阖，阖必少佐以开；升必少佐以降，降必少佐以升。或正佐以成辅助之功，或反佐以作向导之用。"其主张"燥病治以润，不妨佐以微苦；以微苦属火，火能胜金也。湿病治以燥，不如治以淡；以淡味得天之燥气，功专渗湿也"。以上所论充分反映出石寿棠用药配伍的灵活特点，其不仅对药物之体质刚柔燥润及药性升降开阖理论予以阐发，而且在临床应用得法。

3. 药之煎服

至于石寿棠所述煎药服药之法，亦有可取者。如燥病当用膏滋，湿病当用丸散。燥病夹湿，润药用炒，或用水丸；湿病化燥，燥药用蒸，或用蜜丸。欲其速行，则用汤药，取汤以荡之之义；欲缓化，则用丸药，取丸以缓之之义。至于煎法，亦当用意。如阴液大亏，又夹痰涎，则浊药轻煎，取其流行不滞（如地黄饮子）；如热在上焦，法宜轻荡，则重药轻泡，取其不犯下焦（如大黄黄连泻心汤）；如上热下寒，则寒药淡煎，温药浓煎，取其上下不碍（如煎附子泻心汤）。或先煎以厚其汁，或后煎以取其气，或先煎取其味厚而缓行，或后煎取其气薄而先至（如大承气汤，先煎大黄、枳实、厚朴，后下芒硝）。欲其速下，取急流水；欲其缓中，用甘澜水（即干扬水，如煎大半夏汤法）。欲其上升外达，用武火；欲其下降内行，用文火。或药后啜薄粥，助药力以取汗；或先食后药，助药性之上升。这在一定程度上丰富了中药药性理论，为后世医者临证选药提供了另外一种思路。

（二）用药举隅

石寿棠指出，白芥子、细辛皆属辛润之品，具有行气开闭而不烁津的功能。在湿邪所致病症的治疗中，根据白芥子、细辛味辛性温而润的特点，以其宣畅气机、开窍启闭、化湿行水，虽夹热邪亦不避之，只需和他药配伍合用即可。如：

1. 用于湿热郁蒸过极，内蒙清窍证

湿热之证，如《医原·湿气论》所云："其有初起神烦而昏者，此湿热郁蒸过极，内蒙清窍。前辛凉淡法去蔻仁、厚朴，加细辛二三分，白芥子钱许，辛润行水开闭。合之芦根、滑石等味，轻清甘淡，泄热导湿，蒙蔽即开。"

关于湿热病证的治疗，叶天士、吴鞠通等常于清热化湿淡渗方中加用杏仁、蔻仁、橘皮、桔梗等辛开药物。至于湿热内蒙心包，神昏而烦，则多用菖蒲郁金汤，化湿清热开窍。其中虽有行气开闭之意，但作用毕竟较弱。而石寿棠提出在辛凉淡渗药，如芦根、滑石等药物之中，加白芥子、细辛，取其辛润开闭之功，实出常人之意外，值得深思。

2. 用于寒燥搏遏水湿，内蒙清窍证

湿证，如《医原·湿气论》所云"若初起神智模糊，不能言语，舌苔白腻，无热象者"，此乃寒燥之气搏遏水湿，内蒙清窍所致；治疗宜急投辛开淡渗之品。石寿棠主张用杏仁、牛蒡子、桔梗、白芥子、细辛等，辛以启闭；合通草、茯苓、泽泻等，淡渗以利湿。药中肯綮，无须赘言。

3.用于热因饮郁而生，饮停胸膈证

关于饮停胸膈证，石寿棠认为，"热因饮郁而生，宜辛淡化饮。辛能行水，辛润又不烁津，如芥子最妙，重者加细辛二三分尤妙"（《医原·湿气论》）。水停胸膈，常用十枣汤等攻逐之。而石寿棠则主张辛开淡渗，用白芥子、细辛辛润行水而不烁津，另加通草、茯苓等淡渗之品，有独到见解，予人启发不小。

4.用于气分湿热郁结，蒙蔽心包证

石寿棠在《医原·湿气论》中指出："邪传心包，神昏谵烦，亦须辨舌苔。如舌苔黄腻，仍属气分湿热，内蒙包络，与前同一病因。宜用半夏泻心、陷胸等汤，或用杏仁、芥子、姜水炒木通……辛润以通之……其闭自开。"湿热蒙蔽心包，神昏谵烦，治以辛开苦降，合以清淡去湿清热；药证合拍，自然可收湿热浊邪自化，其闭自开之功。此处即主张用半夏泻心、陷胸等汤，又提倡用杏仁、白芥子等药，白芥子辛润开闭之功，昭然若揭矣。

5.用于湿热痹阻经络，气血郁滞证

石寿棠《医原·湿气论》在论述痹证时，提及"湿与热合，又当用辛凉淡法，如苍术白虎汤、治痹防己汤，或细辛、石膏并用"。湿热痹阻经络，身痛关节疼痛，一般治疗多用清热利湿通络之品，如木防己、晚蚕沙、忍冬藤等；或桂枝与生石膏并用。而石寿棠则提出，用细辛之辛以行气祛湿通络，用生石膏之甘寒以清热，寒温并用。辛凉淡法合施，其立意虽与桂枝和生石膏同，但细辛之辛窜强于桂枝，与生石膏为伍，药物配合之默契，观者自明。

6.用于内伤湿热证

石寿棠在《医原·湿气论》中提出："其病天气也，肺伤湿热，清肃不行……治法不外辛淡、清淡，如白虎汤、甘露饮，加杏仁、芥子、苡仁、

通草之类。其病地气也，湿热伤脾胃之阴，上而熏蒸肺肝，下而壅塞二肠、膀胱……其有痞满呕逆，上下不通者，乘其初起，元气未衰，投控涎丹十余粒通之。"湿热内伤，肺气壅闭，治用辛淡、清淡之法。辛药，如杏仁、白芥子；淡渗，如苡仁、通草；清热，如白虎汤等。此方用辛以开肺气，淡以渗湿，寒以清热，合而用之，则闭可开，湿可除，热可清。对于湿热壅塞，气机闭阻，证见痞满呕逆者，石寿棠主张投控涎丹通之。控涎丹一方，系由白芥子、甘遂、大戟所组成。此处用之，可见取其辛以开闭、苦以泄热去湿之意。

此外，燥证用白芥子、细辛，人多忌之，恐其辛温灼津耗液，然燥为次寒，燥属阴邪。燥证的临床表现错综复杂，形成原因更是多种多样，不可一概而论。石寿棠对此认识深刻，其论及燥证治疗时指出，燥邪初起，在未化热时，宜用辛润开达气机，使人体内水随气转；若兼寒加以温润，寒者热之；如果邪气闭遏，则加以通润，就要用白芥子、细辛之类。因此二药辛中带润，自不伤津，而且辛润又能行水，燥夹湿者宜之。辛润又能开闭，内外闭遏者宜之。石寿棠主张用白芥子、细辛等辛润之品，治疗感受外燥，邪气闭遏之证，亦属鲜见，临床须谨慎处置。对于小儿因风温等客邪鼓动，内风挟痰涎上蒙清窍，神昏抽搐之证，石寿棠则在清热滋润之品中加白芥子等，辛润以开内闭。《医原·儿科论》认为，此病证"厥时冒不知人，或发痉发瘛，前法必佐辛润以开内闭，如芥子、鲜石菖蒲、姜汁之类"；若"其有液虚燥极，又有痰热闭窍，暑湿内伏者，不妨于养液剂中，参以辛润开窍豁痰，辛润又能行水去湿"。石寿棠将辛润之品掺入养阴剂中，旨在养阴清热豁痰开窍，治疗阴虚痰热闭窍，兼有暑湿内伏之证。所谓"医不执方，合宜而用"，真乃灵巧之极。

三、诊治经验

（一）温病七种证治概要

石寿棠作为温病学派的一员，对于温病各证的诊治也有详尽的论述，而且充分反映了石寿棠兼收并蓄的学术特点。

1. 风温证治

风温，是感受风热病邪所引起的急性外感热病。其特点是，初起以肺卫表证为主要证候，临床以发热、微恶风寒、口微渴、咳嗽、脉浮数等为特征。如《伤寒论》第六条："若发汗已，身灼热者，名曰风温。风温为病，脉阴阳俱浮，自汗出，身重，多眠睡，鼻息必鼾，语言难出。若被下者，小便不利，直视失溲；若被火者，微发黄色，剧则如惊痫，时瘛疭。"喻嘉言著《尚论后篇·温证中篇》："明明始先热在骨髓，发汗已，然后透出肌表也。"邵新甫在《临证指南医案·风温》中云："风为天之阳气，温乃化热之邪，两阳熏灼，先伤上焦，种种变幻情状，不外手三阴为病薮。"

石寿棠结合先贤对风温的论述，在《温病合编·温病总纲》中指出："风温者，初春阳气始开，厥阴行令，风夹温也。"认为风温为阳邪，侵袭人体最易损伤人之阴，切不可妄用辛温发散、苦寒攻下之剂劫烁津液。风温初起时，以头胀、汗出、身热、咳嗽为主要表现，治疗当与辛凉轻剂清解为先。若用药过重，则易过病所，伤及他脏。若风热之邪化燥，当辨清病邪在气分、在血分。在气分则肺气不得舒转，一身之气运行受阻，则会出现身痛、脘闷、不饥等。若邪欲结痹，宜用微苦以清降，微辛以宣通，使肺能宣发肃降，驱邪外出；邪在血分，则热伏伤阴，日轻夜重，烦扰不宁，难以入睡，宜与甘凉养阴之剂，但仍须佐以疏达之品，使邪有出路。若为初入血分之邪，治疗时运用甘凉药物切勿太过。若被苦寒沉降之品损伤胃气，阳明顿失循序之职，又有复脉、达中之类以治之。风温咳嗽之病，虽不至危及生命，但如误用辛温发汗之药，最容易消烁肺液，病情急变则易转化为痉厥，缓变则易转化虚劳，均属难治之疾病。

2. 暑温伏暑证治

暑温，是由感受暑热病邪所致的急性外感热病。本病的发生有较为明显的季节性，一般认为是夏至到立秋之间。暑温发病急骤，初起即以壮热、汗多、烦渴引饮、面赤、脉洪大等气分阳明热盛证候表现为其主要特点。伏暑，是由暑湿之邪引起而发于秋冬季节的急性热病。其发病急骤，病势既重又缠绵难愈；初起寒热不规则，以发热、心烦、口渴、脘痞、苔腻等暑湿之邪内蕴外发的证候表现为主要特点。

石寿棠认为，感受暑热和湿热所引起的疾病中，偏于暑之热者为暑温。若只有热邪而不兼湿邪者，则为温热，不得将其同暑病混同为一类。因暑病必兼湿，何也？因天之暑热一动，地之湿浊自当蒸腾。人处于暑热湿浊蒸腾的环境中，正气一旦虚弱，邪气则有机可乘；邪从口鼻吸入，先伤手太阴肺经。初起舌苔白滑、头痛、身痛、发热、恶寒，与伤寒的临床表现有类似之处。但暑温是先发热而恶寒，火盛克金则发热；肺性本寒，因而会出现恶寒的症状。暑温病人右手脉独洪大而数，甚则芤，以右手主上焦气分，且火克金所致。不像伤寒之脉，左手独大。而且，暑温病人还会出现口渴、面赤、汗大出等，与伤寒的临床表现大有不同，此属当时为病者。

如上所述，伏暑是由暑湿之邪引起而发于秋冬季节的急性热病。亦即，指感受暑湿之邪而不即时发病者。是由于气虚不能驱邪外出，使暑湿之邪内舍于骨髓，外舍于分肉之间，必待秋凉金气相拄，暑无所藏，而后发作的一种疾病。若有气虚甚者，虽金风不能击之使出，必待深秋大凉、初冬微寒，才能相逼而出。初起头痛、微恶寒，舌白，有似伤寒；而面赤烦渴，则非伤寒；脉濡而数，更非伤寒。寒脉紧，风脉缓，暑脉濡，濡即离中虚，属火之象；紧即坎中满，属水之象。火之性热，水之性寒，象各不同，性则迥异。伏暑之病，口舌必腻，脘痞气塞，渴闷烦冤，午后则甚，入暮更剧，热至天明。若得汗则各种不适稍缓，而胸腔之热不除，日日如是，必要两三候外，慢慢方得全解。倘若元气不支，调理不当，则多不治。是病比之伤寒，其势觉缓；比之疟疾，寒热又不分明。若表之，汗不易彻；攻之，便易溏泄；清之，则肢冷呕恶；过燥，则唇齿燥裂。

外感病有外感病的治疗方法，若为风寒之邪可以发汗而解；若为温热之邪，投凉即安；独暑与湿为煎蒸黏腻之邪，最难骤愈。若治不中窍，暑热从阳，上蒸而伤阴化燥；湿邪从阴，下沉而伤阳变浊，以至神昏、耳聋、舌干、龈血、脘痞、呕恶、洞泄、肢冷，棘手之证丛生，竟至溃败莫救。

治疗时当以三焦立论，首先当辨明暑、湿二气何者为重，再看其病在气分在血分。在气分者，脉浮洪而舌白；在血分者，脉沉数而舌赤。大凡六气伤人，因人而化，阴虚者火旺，邪归营分居多；阳虚者湿盛，邪归气分居多。一则耐清，一则耐温，脏性之阴阳由此可知。于是在上焦者，无汗，治以辛温，香薷饮主之；有汗，治以辛凉，银翘散主之。在中焦，以苦辛宣通，如半夏泻心汤之类。在下焦，以温行寒性，质重开下，如桂苓甘露饮之类。

病在气分的治疗，当有寒温之别。属寒者，可遵白虎汤法及天水散意；属温者，可从二陈汤及正气散意。治疗在营分之病，当分辨清补之宜。清者，如犀角地黄汤加清心之品；补者，有三才汤、复脉汤等方。若湿热沉混，则用苍术石膏汤，气血两燔则用玉女煎，开闭逐秽则可用安宫牛黄丸及至宝丹、紫雪；扶虚益损，进参附汤及两仪膏诸法。不论选用何种方法，必当随其变幻，审其阴阳，神而明之，根据患者的具体情况来选择。

3. 湿温证治

湿温，又名湿瘟。其名出自《难经·五十八难》所曰："伤寒有五，有中风，有伤寒，有湿温，有热病，有温病，其所苦各不同。"湿温是长夏（农历六月）季节多见的热性病，因感受时令湿热之邪与体内肠胃之湿交阻、酝酿而发病。表现为身热不扬、身重酸痛、胸部痞闷、面色淡黄、苔腻、脉濡。其特点是，病势缠绵，病程较长，病势多留连于气分，有湿重于热和热重于湿之不同。病情进一步发展，可以入营入血，发生痉厥、便血等变证。

石寿棠认为，湿温为偏于暑之湿者，因湿温之病邪为湿中有热，热中有湿，氤氲黏腻，因此其兼证最多，最难辨析；且其间反复变迁，不可穷极。但只要从三焦及气分、血分、阴分、阳分，湿热二气偏多偏少分析，即可论治。湿温之邪自长夏而来，暑、湿、温三气杂感，半阴半阳，其性氤氲黏腻，而不像寒邪之一汗即解，温热之一凉即退。湿温初起，头痛、恶寒、身重、疼痛，与伤寒症状相似，但是脉却弦濡，则不属伤寒之类。湿温留着于经络，身重身痛比伤寒严重，足腿亦觉酸痛，伤寒无此类症状。湿温所见舌白不渴、面色淡黄，又不具有暑病之热象；胸闷不饥，是湿闭清阳，运化不行，气机受阻所致；午后身热，状如阴虚者，是阴邪旺于阴分所致。

世人有误认湿温之头痛、恶寒、身重、疼痛为伤寒而汗之者，则汗伤心阳，湿随辛温发散之药蒸腾上逆，内蒙心窍则神昏，上蒙清窍则耳聋、目瞑、不言。有见其中满不饥，认为气机停滞而消之下之，误下伤阴而更抑脾阳之升；脾气下陷，温邪乘势内侵则易洞泄；有见其午后身热，以为阴虚而用柔药润之，湿为胶滞阴邪，再加柔润阴药，二阴相合，同气相求，遂有锢结而为不可解之势。

湿温治法：病在上焦，以轻开肺气为主。肺主一身之气，气化则湿亦化。湿气弥漫，本无形质；若以重浊滋味之药治之，则会愈治愈坏。宜启上闸，开支河，导水势下行，三仁汤主之。湿温在上焦，若中阳不虚者，必始终在上焦，不致内陷。若中阳本虚，或误伤于药，其势必内陷，则首如裹，目如蒙，神识沉困，但是与热邪直入心包之神昏谵语有别。但邪已内陷，不能达表，宜用苦降辛通，当从里治，如泻心汤之类。若至神识昏迷，小便不通，宜用芳香利窍，佐以利湿分消，可选至宝丹、五苓散之类。若脾阳不健，常有上焦未清，即陷中焦，并入下焦，是为三焦受邪，升降失司；可见脘闷、腹胀，或大便不爽，或大便溏泄，或邪阻气分而舌苔白滑，或邪渐化热而舌苔黄滑，或脾胃两伤而上呕下泻。治法以中焦为主，兼治上下，如加减正气散、半夏泻心汤、黄芩滑石汤之类。此法就好像低洼的湿地，必须以烈日以晒之，或用刚土以培之，或开沟渠以泄之。

总之，未化燥时宜苦辛温，既化燥时宜苦辛寒，皆以淡渗佐之，或加风药燥之，彼甘酸腻浊之品在所不用。善治者，当使肺金清肃之气下降，膀胱之气通调，脾胃之气无阻无陷。如失治，则会导致肿胀、黄疸、泄泻、淋闭、痰饮、湿痹、水气、咳嗽、疟痢、衄血、便血、疝气、痔疮、痈脓等变证。

4. 秋燥证治

秋燥，是人在秋季感受燥邪而发生的疾病。病邪从口鼻侵入，初起即有津气干燥的症状，如鼻咽干燥、干咳少痰、皮肤干燥等。燥有两种不同的性质：一偏于寒，一偏于热。秋燥是外感六淫的病因之一，人体极易感受燥邪侵袭而伤肺，出现口干咽燥、咳嗽少痰等秋燥的症状。《素问·至真要大论》曾指出阳明司天，燥淫所胜时，出现善呕、心胁痛不能反侧，可治以苦温。此为《内经》治燥之正法。因为燥气寒化所引起的燥证，当以辛润治之。若热化之燥，乃干燥不通之病，即为秋燥，宜分外感和内伤。

秋燥属外感者，是因天时风热过胜，或因深秋偏亢之邪侵袭所致。初起时必先伤上焦手太阴肺经气分，会出现右脉数大，或热或咳；若燥气化火，清窍不利，则会出现耳鸣、目赤、龈肿、咽痛等。治法方面，开始当用辛凉之桑杏汤；继用甘凉救肺胃之阴，方用喻氏清燥救肺汤。此外，叶天士之玉竹、沙参、桑叶、梨皮之类，及炙甘草汤诸法均可。

秋燥属内伤者，乃人之本病，是精血下夺而成，或因药物偏燥所致。病从下焦阴分先起，其法以纯阴药柔养肝肾为宜，方用大补地黄丸、六味丸之类。须知此证大忌者为苦涩，最喜者为甘柔。上燥者，津液结而为患，治气为主，必佐辛润流通之气味；下燥者，精血结而为患，治血为主，必藉血肉之滋填。在表佐风药而成功，在腑以缓通为急务。若气分失治则延及血分，下病失治则迁延至上，喘咳、痿厥、三消、噎嗝之病的发生，总由此先触动。以上可用古之滋燥养荣汤、润肠丸、五仁汤、琼玉膏、一炁丹、牛羊乳汁等法，相互对照参用。

5. 温疟证治

温疟，是指内有伏邪，至夏季感受暑热而发的一种疟疾。临床表现为先热后寒，热重寒轻，汗或多或少，口渴喜凉饮，舌红，脉轻按浮数、重按无力等。石寿棠认为，疟疾之寒热往来定期而发，余时脉静身凉，是为常疟。若寒热往来，或一日二三次，或一次而不结束者，多见于疫邪致病初起之时；是由于邪气盘踞膜原，欲出表而不能透达，欲入里却来不及传变，故见寒热往来之半表半里证，其名为温疟。治疗时当选治疫之法，不可以治疟疾之法治疗，否则难愈。疟邪与暑温、湿温合而为病，最难治疗。因为暑温、湿温皆三气杂感，与疟合病则变为风、寒、暑、湿、温五气杂感，越来越复杂。疟来时烦热加重，余时亦不退热，其证半阴半阳，最为缠绵，故宜清宜下之证少，而宜宣宜利之证多。其法或用辛温兼辛凉法，如达原饮加柴胡；或用苦辛温法，如厚朴草果汤；或用辛寒复辛温法，如白虎加桂汤、苍术白虎加草果方；或用苦辛寒兼酸法，如草果知母汤；或用苦辛温复咸寒法，如加减人参泻心汤之类。总而言之，要随证施治，不可拘泥于一法一方。

治疗温疟时，应当辨清疟邪与疫邪的存留、轻重。石寿棠认为，疫与疟相仿，疫邪发于膜原，疟邪亦横连膜原，其邪侵袭之处相同。疟邪不传胃，惟疫乃传胃。若疫邪传胃，必现里证，舌苔必聚，神智不清，治疗当用下法。用下法后里证得除，唯有寒热表现者，是温疟之证减而疟证犹在。此时当疏以清脾饮，邪去而疟势在者当截以不二饮，疟势在而夹虚者当补以六君子汤。转疟者，温疫下后，脉静身凉，或间日或每日寒热复作有常期者，此为温疫解而疟邪未尽。疟兼疫者重，而疫转疟者轻。因汗下后，邪气已衰，正气来复，邪正相争。而之前是阳气独亢，有热无寒之证，今则阴液渐回，寒热相争；此前是邪气偏胜，昼夜燥热无止，今则邪气渐退，正气渐复，而寒热发作有时。治法以养正为主，祛邪佐之，当与小柴胡汤、炙甘草汤、柴胡四物汤、参胡三白汤之类主之。若疟疾二三日发一次，或七八日发一次，忽然昼夜发热、烦渴、不恶寒、舌上苔刺、心腹痞满、饮食不进，这是邪传胃腑，适于攻下之证渐俱。此温疫著，疟疾隐，当以疫法治之，临证时当量余邪之盛衰，视明阳之盈亏，酌而加减。

6. 温疫证治

温疫，又称"瘟疫"，是感受疫疠之邪而发生的多种急性传染病的统称。其特点是发病急剧，病情险恶，有强烈的传染性，易引起大流行。

石寿棠认为，温疫是由一种从口鼻吸入的厉气所引起的疾病，这种异气不是六淫中的任何一种，即"非风，非寒，非暑，非湿"，而是天地之间的一种具有传染性、由天受之的疫气。因口鼻之气通于天气，若人体自身之气充足，疫气则不能入；若人身之气适逢不足，呼吸顷刻之间，则外邪就会乘虚而入。脾开窍于口，邪从口入必先侵犯脾胃，故常常出现呕恶、满闷的症状。肺开窍于鼻，邪从鼻入必先犯肺，故常常出现头痛、恶寒等症状。然而肺胃交关之处，乃表里之分界，故吴又可《温疫论》曰："疫邪所客，外不在经络，内不在脏腑，舍于伏脊之内，去表不远，附近于胃，是为半表半里，即《针经》所谓膜原是也。"此言疫邪所侵犯之部位，既不在经络，也不在脏腑，而在表里之间，即半表半里。故疫邪发病，脊背先觉惊惕，再以气、色、舌、脉、神五者验之，则诊断不难。

温疫之邪侵袭，口气多夹杂尸味，舌色多垢腻，脉象多模糊，神志多烦躁，辨证时当以舌苔之变化为主要依据。初起舌苔满布，厚如积粉，此邪在膜原之候，可见头痛恶寒，甚则四肢厥逆。此乃疫邪格阳于内，阳气不及于表之象。待一日之后，阳气渐积，遏郁通达，则厥回而内外皆热。此时，但热而不恶寒，有汗或无汗。有汗者，属邪结之轻者；无汗者，属邪结之重者。有汗，乃肌表之汗，若外感在经之邪，一汗可解。今半表半里，疫邪深伏，所有之汗止，则卫气渐通，热亦暂减。过一段时间后又开始发热，且在日晡时发热重，必须使在里之邪驱除，发汗而解，疾病乃愈。

治温疫者，初起头痛、恶寒，治以解肌导邪，达原饮加豆豉、滑石、木通主之；若兼呕恶、满闷，则以疏利为主，佐以逐秽，神术散加人中黄治之。二方皆能使伏邪溃散，速离膜原。病邪一旦离开膜原，便要看其传变。传变有九，要认定三焦，并审邪之所在，辨清表里，识邪之浅深。病邪传表者轻，传里者重。表证虽多，以斑疹、汗出较为常见。里证虽多，以胸腹满痛为多见。病邪传表者，当以辛凉透毒之法治之；传里者，当以攻下逐邪之法治之。到传变之时，不论传变迅速与否，总以舌苔之变化来权衡。舌赤如朱，乃邪入营之确证；舌苔黄燥，乃邪传胃之铁凭。入营则神躁暮昏，上受秽邪，逆走膻中，宜辛凉芳香之品清达血络，以防内闭；膜原疫邪下传胃腑，则胸满拒按，急用攻下之剂，以防脏结。

石寿棠认为，好的医生知道温邪最易传阴，治疗时能处处照顾阴分。故邪在膜原时，不用辛温发散伤阴之品；在里时，用承气汤攻下，使病人阴液不致消亡。此便是照顾阴分，而不是要用大队滋阴药顾护阴液，这样只能滋腻病邪。若邪传下焦，又并非必用养阴之品才能驱邪外出。

7. 温毒证治

温毒，是指感受温毒病邪所引起的具有肿毒特征的一类温病。亦即，指临床上主要以高热、头面或咽喉肿痛、出血性斑疹为主要表现的疾病。

石寿棠指出，温毒属于感受温疫秽浊之邪最重者，若动物禽畜感染则必死，若人感染则必伤。此类疾病，常发生于食不果腹、兵荒马乱之年；疫气盛行时，尤以春夏之交为甚。其强调了发病的季节和流行的社会环境。温热、暑湿之气交结互蒸，种种恶秽，使苍天清净之气混乱，水土物产之气腐败，人处天地之中，无隙可避，不同部位感受温毒之邪，病情有异。因人之鼻气通于天，然阳中雾露之邪为清邪，经鼻息而上入于阳，则头肿、项强、颈挛，俗称大头瘟或虾蟆瘟。大头瘟者，头面腮颐肿大如瓜；虾蟆瘟者，喉痹失音，颈筋肿痛为要。因人之口气通于地，阴中水土之邪为饮食浊味，经口舌而下入于阴，入则其声低微、足膝发冷、便溺妄出、清便下重、脐腹急痛，俗称绞肠瘟或软脚瘟。所称绞肠瘟，是以腹痛干呕，水泄不通为主要临床表现；所称软脚瘟是以便清泄白，足重难移为主要临床表现。

石寿棠认为，温毒的发生发展规律，不同于普通温邪。叶天士在《外感温热篇》中提出"温邪上受，首先犯肺"，即温邪先犯上焦。石寿棠指出，瘟疫秽浊之邪侵袭人体，无论从鼻或从口所入，必先犯中焦，然后再通过中焦侵犯上焦和下焦。中焦受邪，则胃中秽浊，营卫不通，血液凝滞不畅，时间一长即见中焦证，俗称瓜瓢瘟或疙瘩瘟。所谓瓜瓢瘟，是以胸高胁起，呕汁如血为主要临床表现。所称疙瘩瘟，是以遍身红肿，发块如瘤为主要临床表现。若上、中、下三焦之邪混乱，不行其道，上焦之邪行于下焦，下焦之邪行于上焦，则声音低哑，口烂断食，又复下血如豚肝，然营卫渐通，此非危候；若上焦之阳、下焦之阴两不相交，则脾气于中难于独运，五液下注，下焦不阖，则其命难全。治当于未病之前，不受饥饿烦劳，以充实其本气，则邪不能入；若邪既入，急以逐秽为先。上焦如雾，升而逐之，兼以解毒；中焦如沤，疏而逐之，兼以解毒；下焦如渎，决而逐之，兼以解毒。营卫既通，乘势追拔，勿用潜阳滋阴之品。

石寿棠对温毒所致疾病，诸如疫痧烂喉、大头瘟、绞肠瘟、虾蟆瘟、软脚瘟、捻颈瘟、瓜瓢瘟、杨梅瘟、疙瘩瘟，论述较为明确，尤其是对疫烂喉痧、大头瘟，论述比较详尽。

（1）烂喉痧

烂喉痧，又名疫痧，亦名疫痧烂喉，是指感受温热时毒引起的急性外感热病；临床主要以咽喉肿痛糜烂，肌肤丹痧密布为特征。具有较强的传染性，易引起流行；多发生于冬春两季。

石寿棠认为，口鼻之气通于天，天有郁蒸之气，霾雾之施人，自口鼻吸入肺胃；肺胃主咽喉，故咽喉肿痛糜烂；疫毒内陷心包，则神烦、神昏、鼾睡、舌绛、谵语、多言；疫毒之邪犯太阴，则喉烂、气秽、鼻煽、鼻煤、失音、衄血；疫毒之邪踞于阳明，则呕恶、呃逆、口渴、牙关拘急。但邪之所入，必乘乎虚；正虚疫盛者，正气不存，疫邪直干脏腑，则灼热、无汗、咽烂、神昏、痧隐成片，而脉细如丝，软如绵。阴虚疫盛者，阴液燥涸，疫火灼伤脏腑，则灼热、无汗、咽烂、神昏、痧隐成片，而舌绛且光，短且强。后两证为危候，尤正虚疫盛为重，因其攻与补难以兼顾。

疫痧与风痧有所区别。风痧即风疹，非疫毒之邪所犯而发，实乃风热之邪自肌表感而受之，邪在经络。虽身热、咳嗽、腹痛、痧隐，而喉不烂、神清；疏以达之，得汗即松，继则痧点渐透达而未齐；或兼泄泻，仍用辛凉疏解，不必止泻，痧出毕而泻自止。其有重者，目赤、神烦、舌绛、脉数，痧虽未透毕，亦宜散而兼清；痧透已毕，红肿灼热，内热炽盛，当清下以养液。甚则神昏、气促、胸满、鼻煽、舌干、液涸，正虚脉乱。此等恶象，犯之多危。疫痧，乃温热之毒自口鼻吸入，毒在脏腑所致，一见身热痧隐，而喉即烂，神即烦或呆。治当以清热解毒、兼以疏散，必要时养阴以救其津液。

疫痧的辨证论治：初起脉郁、舌白、无汗、神清、喉烂不甚者，宜加减葛根汤以疏而散之；若神烦、喉烂者，虽在初起无汗之时，而疫火燎原，有内陷之势，宜葛犀汤清热散邪。若痧点已透，火灼液亏，舌绛、神烦、口渴、唇干、喉烂者，宜犀角地黄汤、犀羚解毒汤清而化之；若痧点隐约、喉烂、气秒、脉沉实、便闭者，宜双解散；若痧已透，喉烂极盛、脉沉实、便闭者，宜四虎饮下而夺之；若火盛液亏，脉数、无神者，宜五鲜饮、育阴煎急救其津液。

石寿棠还对疫痧的表里见证，如发热与不发热、得汗与不得汗、痧达与痧不达、形色部位、痧发与痧没、舌苔脉象，进行了详细的论述。如其在《温病合编·脉象》中论曰："脉象郁伏，邪未达也；脉象弦数，疫大盛也。数大空虚，正气弱而疫邪盛也。灼热无汗、痧隐、喉烂、神昏者险，脉虽郁，亦宜清散并进。若灼热无汗、痧隐、喉烂，神昏而脉来弦数无序者险。若脉沉，细如丝，软如绵者，是阳证阴脉也，难治。"又如，其在《温病合编·舌苔》中论曰："疫邪内伏，舌白而腻，疫邪未化火也，宜疏达之；若喉烂、神烦，虽午起而痧隐，可兼用清。舌赤多刺，疫邪已化火也，宜清之；若痧达未足，仍兼用散。舌绛、中黑、液干，滋液化火并进。舌黑且缩，神昏喉烂，液涸脏枯，证必危险。"对疫痧脉象、舌苔变化与病情轻重之间的关系，做出了较为详尽的阐述。

最后，石寿棠认为，判定疫痧之吉凶顺逆当以喉为主，合神、脉、证。感疫轻则喉烂轻而痧亦轻，感疫重则喉烂重而痧亦重；喉烂浅者易治，喉烂深者难瘥。再观其神，神宜清不宜昏；按其脉，脉宜浮数有神，不宜沉细无力；察其痧，痧宜颗粒分明而渐达透表，不宜赤如红纸而急现，亦不宜隐约。总之，医者当视其神，按其脉，观其喉，察其痧，观其正阴之虚实，视其疫毒之轻重，则吉凶可知。

（2）大头瘟

大头瘟，又名大头天行，是一种感受天时疫疠之气而引起的急性外感热病，临床主要以憎寒、壮热、头面焮赤肿痛为主要表现，是因邪热客于心肺之间，上攻头目所致。此病具有很强的传染性，故有"亲戚不相访问，传染多不救"之说。对于头面肿痛的发生，石寿棠认为有一定的先后顺序，传变亦有一定的规律。如其所言："此毒先肿于鼻额，次肿于目，又次肿于耳，从耳至头，上于脑后，结块则止，若不散必成脓。"

石寿棠指出，治此证者，宜先缓而后急。先缓者，疏散清热消毒治之；后急者，拔去根毒。《东垣试效方·杂方门》："此邪热客于心肺之间，上攻头目而为肿盛，以承气下之，泻胃中之实热，是诛罚无过，殊不知适其所至为故。"本病初起鼻额红肿，以致两目盛肿而不开，额上、面部皆赤而肿者，属阳明；憎寒、壮热、口干、舌燥、咽喉肿痛不利、上喘、脉来数大，不速治，十死八九。治法为清热解毒，疏风散邪。方药为普济消毒饮主之。如便实，加酒蒸大黄一二钱，缓缓通之。

若发于耳之上下前后，并额角红肿者，属少阳也。治法：清热解毒，疏风散邪。方药：普济消毒饮加天花粉。如便实者亦加酒蒸大黄。

若发于头并脑后、项下，及脑后赤肿者，属太阳也。方药为荆防败毒散去人参加黄芩、黄连。肿甚者砭针刺之；大便内结热甚，方以大黄下之，拔去根毒。

若耳前、耳后、颊前肿者，皆少阳经脉所过之地。肿甚耳聋者，两少阳之脉皆入耳中，火有余则清窍闭。治法为清上泻下解毒。方药以凉膈散为主，加马勃、僵蚕、银花、元参、牛蒡、蓝根，去柴胡、升麻、黄连。如大便结者攻之，神昏谵语者加牛黄。

从预后来看，初起寒热交作，头面一处作肿红赤，发热疼痛者，为顺；

初起寒多热少，头面、耳项俱肿，状如水晶，不热者，为险；已成漫肿无头，牙关紧闭，汤药不入，声音不出者，为逆。

（3）绞肠瘟

绞肠瘟，是以腹痛干呕，水泄不通为主要临床表现的一种疾病，又名干霍乱、转筋火。吴鞠通所著《温病条辨》："卒中寒湿，内挟秽浊，眩冒欲绝，腹中绞痛；脉沉紧而迟，甚则伏；欲吐不得吐，欲利不得利，甚则转筋，四肢厥逆，俗名发痧，又名干霍乱。转筋者，俗名转筋火。"

发痧和干霍乱是有区别的。如徵以园在《温病条辨·中焦篇》中曰："痧证向无方论，人多忽之，然其病起仓卒，或不识其证，或不得其治，戕人甚速；总因其人浊阴素重，清阳不振，偶感浊阴之气，由口鼻直行中道，邪正交争，荣卫逆乱。"此言发痧是指因人体素有浊阴困阻，以致清阳不振，偶感天之浊阴之气，由口鼻直行胃腑，内外之浊阴相合，邪正交争，导致营卫逆乱而引起的疾病。若用钱币蘸姜汁，反复刮其关节，使关节通而气得转，往往应手而愈。因刮处出现血点，红紫如痧，故名曰痧。此法刮后须十二时不饮热水，米饮尤忌。以上是第一种方法。另以红纸捻蘸麻油照其人头面、额角及胸腹、肩膊等处，凡见皮肤间隐隐有红点发出，或如蚊迹，或累累坟起，疏密不一，一经照出，轻轻灼而焠之，爆响有声，则病者轻松痛减。这是第二种方法。另一种方法为放痧，是以针按穴刺出血凡十处。又有试法，以生黄豆嚼之不觉腥者是痧，觉有豆腥气者非痧，与试疗法同。患此者当忌生姜、麻油之类。

干霍乱，是指以欲吐不吐、欲利不利为主要表现的疾病。其转筋者名转筋火，其实乃伏阴与湿相抟之故。必须急以救中汤驱浊阴下行，是为救中焦之真阳；然后再以九痛丸扶正驱邪，以巩固治疗效果。吐泻之霍乱有阴阳二证，干霍乱则纯阴而无阳，所谓天地不通，阴张阳藏，阴阳不能交替而闭塞。此阴气盛而阳气极衰，就像否卦寓意黑暗到来一样；若出现言语混乱不清者，是因邪犯心包所致，治疗当先以郁金、石菖蒲、丹参汤送服至宝丹，以驱包络之邪。

石寿棠认为，绞肠瘟多发生在夏日湿气蒸腾之时，体内寒湿停聚，又受外界蒸腾秽浊之气所犯，由口鼻而入犯于中焦脾胃，以致腹中阳气受逼，所以正邪相争而为绞痛。胃阳不转，则虽欲吐而不得；脾阳困闭，虽欲利而不能利；若经络亦受寒湿之邪困阻，则筋转如绳索；中阳虚而肝木乘脾土，则易厥逆。治疗当用张仲景之升麻鳖甲汤，取升麻性阳，升阳气而解毒；鳖甲性阴，走阴血而散结；甘草解毒和中，当归散瘀活血，蜀椒散寒而驱浊阴，雄黄解毒而燥脾湿。总之当以升清阳，降浊阴，使混浊之邪不至胶结于腹中。

（4）软脚瘟

软脚瘟，是指因湿温之邪壅塞于下焦所引起的，以小便清、泄下色白、足肿难移为主要临床表现的病症。治疗当以苍术白虎汤清温燥湿，但不可轻易下之；轻下则中阳愈伤，邪必内陷。

石寿棠认为，辨识软脚瘟，当与脚气加以鉴别。脚气，主要是因水湿下壅于足胫所引起的病症，往往有挟风寒暑热之兼证，或酒食流注之内因。其病有缓有急，缓者经过二三月后而日益加重，急者可一二日而即起病；治疗最忌上升，若痛至心者，则不治。软脚瘟，则是湿温之邪直伤下焦，流注于足胫所致；以烦躁不安，甚则语言错乱、神志昏沉为兼症的疾病；治疗时宜分解湿温，不宜发汗。若发汗则使湿与温邪相互混杂，以致中气尽伤；亦不可轻下，轻下则中阳愈伤，使邪必内陷，若是见有化燥之因而必须下者，亦不可拘泥不变。如头痛、身重、大渴、多汗、足肿而冷按之柔软者，苍术白虎汤主之；肢节烦疼、足胫热肿而痛者，当归拈痛汤主之；温热胜者，防己饮主之；气上冲胸，烦渴、闷乱者，活人犀角散主之，至宝丹亦可。

（5）瓜瓢瘟

瓜瓢瘟，主要以胸胁高起、呕汁如血为主要临床表现，是因为胃经为浊邪所犯而引起。胃属中焦，为阴阳之交界。中焦受秽浊之邪阻遏，而使上焦之阳、下焦之阴，两不相接，营卫不通，血液凝滞不畅而变为瘀血，是以出现胸胁高起、呕汁如血等症状。此病传变迅速，缓者朝发夕死，急者顷刻而亡。其疫邪虽伏于营卫，却不能如邪在表者用清散之法治之，也不能如邪内结于里用攻下之法治疗。只宜清凉解毒散结，开通气血；用生犀饮去苍术，加连翘、桔梗、牛蒡、花粉、郁金、赤芍、贝母治之。若内结者，可加大黄以下之。

（6）杨梅瘟

杨梅瘟是因感受秽浊之邪，由阳明温毒而诱发，出现的以遍身紫块、忽然发出霉疮，形似杨梅的一类病证。其紫块，轻则红紫，重则紫黑，多现于背部、面部；治疗当以解毒利湿为要。脉浮者，当用银翘散加生地、元参；毒重者加金汁、人中黄；利湿加萆薢、滑石之类；兼渴者可加花粉；小便短加黄芩、黄连，用汤药下人中黄丸亦妙；脉沉内壅者酌量轻重下之，刺块出血亦能泄毒。

（7）捻颈瘟

捻颈瘟，是以喉痹失音，颈大腹胀，如虾蟆为主要临床症状的病证。《素问·阴阳别论》："一阴一阳结，谓之喉痹。"因少阴、少阳之脉皆循喉咙，少阴主君火，少阳主相火，相济为灾也。治当用普济消毒饮。

（8）疙瘩瘟

疙瘩瘟，是由阳明温毒诱发的，以发块如瘤、遍身流走为主要表现的病症。此病传变迅速，朝发夕死。治疗当急以三棱针刺委中穴三分出血泄毒，并合用薄荷桔梗汤冲服二钱人中黄散，白天服三次，夜晚服二次；亦可用银翘散代之以辛凉解毒。

（二）温病误治救治五法

石寿棠认为，今时习俗，尤误于温病伤阴之说，不知气分热郁灼津之理，每见舌绛，便用大剂阴柔。是浊热已遏上焦气分，又用浊药；两浊相合，逼令邪气深入膏肓，深入骨髓，遂成锢结不解之势。

又或舌苔黄腻，明系气分湿热熏蒸，法宜苦辛开化，乃不用开化，而用大剂凉药，如三黄汤、白虎汤、三石汤、玉女煎之类，有阖无开，亦足逼令邪气深伏，邪伏则胃气不得上升，舌苔因之亦伏，转成舌绛无苔；见其舌绛无苔，又用犀角地黄汤、清宫汤、增液汤等，更令邪气深伏，药愈清滋，舌肉愈燥、愈赤、愈黑，甚至音哑，神昏窍闭。斯时若邪在心包，势稍缓。二者均属难救。

1. 辨脏腑施治

石寿棠认为，其邪闭心包者，酌用连翘、银花、芦根、梨汁、竹沥、姜汁、鲜石菖蒲之类，和宁上丸、普济丹以开之。

邪入肝肾，神智尚清者，用复脉汤之类，屡进而予以铺垫，阴液充足，传送邪气，由里还表，从战汗而解。因邪盛正虚，故汗必先战。

又有神昏、谵语、烦躁，舌苔黄燥、黑燥，而有质地，此胃肠实邪，地气壅闭，天气因之亦闭，宜承气汤急下其邪，以决壅闭。阴虚者，加鲜生地、元参、芦根清轻滑利之品，滋燥养阴。若阴柔滋腻药多，虽用大黄，亦恐不解，是滋阴转致伤阴。湿热化气，病患之肺及膈膜、肝、胆、三焦者如此。

2. 辨体质施治

石寿棠认为，湿热影响肺气；若脾肾不虚，即从肺气而化，不致内传；若脾肾素虚，或误于药，或膜原之邪本重，皆令内传。邪既内传，不能还表，即从里治；从里治最要辨其人之体质阴阳、湿多热多，即可知虚实之分。

若其人色白而肥，肌肉柔脆，素有寒湿，此金水之质，其体属阴，湿邪不易化热，多病太阴脾土。病脾土，则舌苔腐白，或底白灰滑，见证多胸痞脘闷、不饥、不食、不便，或大便溏滑；或湿郁为热，走入肌肉，发为阴黄，黄而昏暗，如熏黄色，而无烦渴热象；或渐次化热，舌苔黄滑，口干而不多饮。其未化热者，宜苦辛淡温法，如除湿汤、吴氏加减正气散之类；已化热者，宜苦辛淡清法，如加减正气散加清药、温胆汤、清热渗湿汤之类。发黄，酌加茵陈、黄柏、栀子之类。此类病证，若误以脘闷等为食滞所致，而消之、下之，则脾阳下陷，湿邪内渍，转成洞泄、胀满诸病。如是则又当急救脾肾之阳，用寒湿门方法治之。

若其人苍赤而瘦，肌肉坚实，素有湿热、肝热，此木火之质，其体属阳，湿邪最易化热，多病阳明胃土。病胃土，又要分别有形质与无形质，若无形湿热，与气相搏，舌苔黄滑而无质地，或有质地而黄腻，见证多呕逆、心烦、口渴、间有谵语、胸脘痞闷，按之不痛；或湿热瘀遏，走入肌肉，发为阳黄，黄而鲜明，如橘皮色。法宜苦辛通降，如黄芩滑石汤、半夏泻心等汤，酌情加瓜蒌以通之。阴虚者，加以育阴。

3. 辨舌苔施治

石寿棠认为，如舌苔黄厚，脉息沉数，中脘按之微痛不硬，大便不解，此无形湿热与有形渣滓相搏，按之不硬，多似败酱色溏粪，宜兼用酒煮大黄为丸，缓化而行，重者加熟大黄、元明粉磨荡而行。设使大剂攻下，走而不守，则必宿垢不行，反行稀水，徒伤正气，变成坏证。若舌苔黄如沉香色，或黄黑而燥，脉沉实而小，甚者沉微似伏，四肢发厥，或渴喜热饮。此皆里气不通之象，酌用三承气汤急下之。

4. 辨腹部施治

石寿棠认为，若中脘痞满按痛，邪在胃腑，宜小承气汤。当脐及小腹按痛，邪在小肠，胃脘下口及脐两旁按痛，邪在大肠，热结旁流，按之硬痛，必有燥矢，均宜调胃承气汤咸苦下之。脘腹均按之痛，痞、满、燥、实、坚悉具，痞满为湿热气结，燥实坚为燥矢，甚则上蒸心包，下烁肝、肾、烦躁、谵语、舌卷、囊缩，宜大承气汤急下之。阴伤者，加鲜生地、元参、知母、芦根之类，以速下其邪，即所以存津液也。少腹按痛，大便色黑如漆，反觉易行，其人喜笑若狂，是肠胃蓄血，上干包络，小便色黑自利，是膀胱蓄血，均宜桃仁承气汤急下之，或合犀角鲜地黄汤，以清包络。

5. 辨小便施治

石寿棠认为，发黄、小便不利、腹满者，茵陈蒿汤下之。其有气虚甚而邪实者，宜参黄汤；阴亏甚而邪实者，宜护胃承气汤去芒硝，或增液承气汤下之。如虚极不任下者，宜用鲜生地汁、小生地汁、元参、知母、瓜蒌、麻仁、蜂蜜、梨汁，稍加姜汁之类，滑以去着，辛以润燥。慎勿当下不下，徒用滋腻，俾邪无出路，转致伤阴；亦勿迟回顾虑，致令失下，虚人尤不可失，失则邪愈盛，正愈衰，后即欲下而不可得。更有邪热化燥，伤及肾阴，旦慧夕剧，面少华色，或邪伤肝之经脉，发痉、发厥，审其有热无结，则又惟有酌用增液、二甲复脉等汤，养阴托邪而已。又有发黄、小便不利而渴、腹不满者，及热入膀胱，小便涩痛者，桂苓甘露饮最妙。其或病遗滑，湿热袭入精窍，小便涩痛者，甘露饮加龟板、石决明、芦根，一面养阴，一面化湿，两不相悖。湿热化气，病患之肾气也如此。

（三）湿病证治大法

石寿棠认为，湿之化气，为阴中之阳，氤氲浊腻，故兼证最多，变迁最幻，愈期最缓。临床所见湿病颇多。湿病在伤人和发病方面有它自己的特点。《医原·湿气论》指出："湿伤人隐而缓，隐则莫见而受之也深，缓则不觉而发之也迟。"在湿病中，寒兼热的情况相当多见。寒湿可以渐化为湿热，而湿热又须进一步加以辨析。《医原·湿气论》又着重指出："湿热为病，湿与热犹分为二。"而"湿温"病之湿与热，则系"湿中有热，热中有湿，浊热粘腻，故谓之温"。故在治疗方面，须分清其属于本气或化气、分邪或合邪、外感或内伤等不同情况而定。石寿棠分析温病夹湿诸证，及伏暑晚发、暑湿、疟、痢等病证甚详。如《医原·湿气论》中列述湿温证现"大便溏而不爽或濡泻者……治法总以轻开肺气为主……湿气弥漫，本无形质，宜用体轻而味辛淡者治之。辛如杏仁、蔻仁、半夏、厚朴、藿梗；淡如苡仁、通草、茯苓、猪苓、泽泻之类。启上闸，开支河，导湿下行以为出路。湿去气通，布津于外，自然汗解……"在治法上，吸取吴鞠通治湿温类似病症的大法，但其立方之义理和方治之灵巧，显示其在临床医学方面的深厚根柢。

1. 湿病主证

关于湿病的主证，石寿棠指出，面色混浊如油腻，口气浊腻不知味，或生甜水，舌苔白腻；膜原邪重，则舌苔满布，厚如积粉，板贴不松，脉息模糊不清；或沉细似伏，断续不匀，神多沉困嗜睡。此时邪在气分，即当分别湿多热多。湿多者，无烦渴热象，肺气为湿阻遏，不能外达下行，则必凛凛恶寒，甚而足冷，头目胀痛昏重，如裹如蒙，身痛不能屈伸，身重不能转侧，肢节肌肉疼而且烦，腿足痛而且酸。胸痞者，湿闭清阳道路；午后寒热，状若阴虚者，申、酉、戌时，金气主令，又湿邪本旺于阴分；小便短涩黄热者，肺不能通调水道，下输膀胱，天气病地气因而不利；大便溏而不爽，或濡泻者，肺与大肠相表里，心与小肠相表里，天气病地气因而不调。

2. 治则治法

在治则治法方面，石寿棠认为，湿病治以燥，不如治以淡，以淡味得天之燥气，功专渗湿。外感湿邪，治法总以"轻开肺气为主"，即"启上闸，开支河，导湿下行以为出路，湿去气通，布津于外，自然汗解"。用药宜体轻而味辛淡者为主，湿兼热者，辛凉淡以开之；热多者，酌加芦根、淡竹叶、滑石轻淡辛凉之类，清金泄热；湿邪化热者，则辛凉淡法加以苦降以开之，如连翘、栀子之类。最忌升散、发汗，汗则亡阳，升则上蔽。外感寒湿，则遵张仲景之法，辛温淡以开之。湿昏神智者，苦辛清淡以开之。内伤湿热，治法不外苦辛通降。此证易伤脾胃之阴，亦可病及下焦伤肝肾之阴。即始为湿热，又阴虚化燥，应根据标本虚实随证治之。内伤寒湿，总由阳虚不能输水所致；病天气(伤肺阳)治以辛淡，病地气(伤脾胃阳气)又宜用温中燥湿、辛温淡渗之法；若病及下焦(肾阳虚)，宜"温肾阳，泄膀胱"为主。

论治燥邪，石寿棠认为，燥病治以润，不妨佐以微苦，以微苦属火，火能胜金。其言"燥病多生于阴亏之辈，劳苦之人""究其本源，皆源血液不足所致"。外感之燥，首伤上焦气分，渐及血分；内伤之燥，由于精血下夺而成。关于治法，外感之燥宜用辛润气机之品，如杏仁、牛蒡子、百部之类；内伤之燥宜用柔润之品及血肉有情之品滋填，如阿胶、鹿胶之类。用药宜忌，正如书中所说"大抵是病用药，最忌苦涩，最喜甘柔"。燥扰神明者，辛凉轻虚以开之。治燥湿兼挟之法：若因燥化湿者，仍当治燥为本，而治湿兼之，药当用润且炒，或用水丸；由湿化燥者，即当以治湿为本，而治燥兼之，药当用燥且蒸，或用蜜丸。燥为湿郁者，辛润之中参苦辛淡以化湿；湿为燥郁者，辛淡之中参辛润以解燥。总之，燥病须防其夹湿，湿病须防其化燥。观其已往，以治其现下；治其现下，须顾其将来。表里、寒热、虚实，故当分明；标本、先后、重轻，尤宜权变。

3. 具体用药

湿气弥漫，本无形质，宜用体轻而味辛淡者治之。辛如杏仁、蔻仁、半夏、厚朴、藿梗，淡如苡仁、通草、茯苓、猪苓、泽泻之类。启上闸，开支河，导湿下行以为出路。湿去气通，布津于外，自然汗解。加减法如下：

兼风者，汗出、恶风；兼寒者，恶寒、无汗。前法酌加苏梗、桔梗、豆豉、葱白、生姜之类。邪在经络，一身掣痛，酌加桂枝、水炒防己、秦芄之类，以开毛窍经络之壅。兼暑者，面赤、口渴、心烦，前法去蔻仁，酌加扁豆花、鲜荷叶清香辟秽，连翘、山栀、滑石轻清微苦淡渗，以解暑湿热之结。热多者，及湿热合邪病温者，前论气色苔脉诸证毕见，更加神烦、口渴，亦用前辛淡法，酌加芦根、淡竹叶、滑石轻淡辛凉之类，清金泄热。

其有初起神烦而昏者，此湿热郁蒸过极，内蒙清窍，前辛凉淡法去蔻仁、厚朴，加细辛二三分、白芥子钱许，辛润行水开闭；合之芦根、滑石等味，轻清甘淡，泄热导湿，蒙蔽即开，亦屡验不爽。若初起神智模糊，不能言语，舌苔白腻，无热象者，此寒燥之气搏遏水湿，内蒙清窍。急用辛开淡渗法，如杏仁、牛蒡、桔梗、芥子、细辛、通草、茯苓、泽泻之类。其辛香辛燥升散诸品，切勿沾唇，即生姜辛润不燥，以其性升的缘故亦不可用。红糖甘缓填中，糜粥浓厚腻邪，均在禁例。愈后亦须忌一二日。此病与痧麻、霍乱，治法宜忌皆同。其大便不利者，用蒌皮、薤白辛滑流利气机。气机一开，大便自解，即汗亦自出，随证均可加入。

4. 误治变证

湿病忌汗忌用升散。假使不知湿家忌汗、忌升，汗则亡阳，升则上蔽。闭证忌燥、忌升，燥则闭而且结，升则蒙而益蒙。误以头身疼痛、恶寒、无汗、隐疹而用升散，如薄荷、苏叶、荆芥、防风、羌活、独活等味；误以湿蒙清窍，痧麻、霍乱诸闭证，而用藿香叶、香薷、佩兰叶、蔻仁、砂仁、桂枝、生姜等味，而药复升之、燥之，必致未闭者闭，已闭者益闭，轻则多言谵语，重则神昏、烦躁，内窍闭极，则目瞑不言，目睛频转；亦必致肝、胆、三焦少火化为壮火，耳聋、干呕，甚则痉厥；又必致邪走皮肤肌肉，发疹发斑。

（四）暑证辨治要点

石寿棠指出，暑邪即湿热合邪，酝酿为害，与前证无异；伏暑及伏暑晚发，较春夏温病来势稍缓而病情实重。初起微寒发热，午后较重，状似疟疾，而不分明；继而但热不寒，热甚于夜；天明得汗，身热稍退，而胸腹之热不除。日日如是，往往五七候始解。推此病之由，总缘阴虚之质，夏月汗多伤液，内舍空虚，阳浮于外，暑湿合邪，深踞膜原。夏月伏阴在内，阳邪处于阴所，相安无事，然虽暂无患，必有焦烦、少寐、饮食少纳，面少华色之象。秋来阳气渐敛，邪与正争而发病。初起邪在气分，必须分别湿多热多，尤须知此病从阴虚而得，邪热一传阴分，即当以育阴养液托邪为第一义。

1. 论治经验

石寿棠认为，前谓阴柔滋腻不可误用者，谓邪在肺经气分，气为邪郁，不能敷布水精，而见烦渴、舌赤诸燥象，自当轻清开化。若用阴柔，则肺气愈遏，金不生水，燥必转甚，邪近心宫。邪闭心宫，亦当轻虚开泄；若用阴柔，则心气愈遏，邪无出路，闭必益甚。邪已传里，即当攻下，若但用阴柔，是扬汤止沸，非釜底抽薪。此皆不当用而用之者。

虽然，亦自有辨伏暑有湿多者，忌用凉药；热多者，舌苔黄滑，或黄腻，脉息细数而遏，口干频饮而不能多，宜用前辛凉淡法。邪在膈膜上下，乃由表传里之渐，舌苔黄腻而厚，胸痞、脘闷、干呕、心烦、口渴，乃湿热与气相搏，虽近乎里，却仍在气分，宜用前辛苦通降法。邪传心包，用宁上丸开闭。若传及肝、肾，见有阴虚诸证，即宜加养液之品，如南北沙参、元参、细生地、麦冬、鲜石斛、玉竹、龟板、阿胶之类。邪未传里时，寒已退而热不解者，亦用此法。若邪已传里而大便不解，或虽解血多，或虽多而仍觉不爽，宜于辛苦剂中加熟大黄、瓜蒌缓通之，或酒煮大黄为丸缓化之。往往服一二钱，大解一次；再服再解，不服不解；如此服五七次，行五七次，而邪始尽。非病者多食之过也，亦非宿滞之多也，乃膜原伏有暑湿，脾胃因散输不力，小肠亦变化机迟，所进谷食，皆化糟粕，不化津液，所以屡解不尽。

2. 误治救法

石寿棠认为，若初起误用辛散，传里又误用峻下，必致亡阴，变成神昏、痉厥、脱厥不救等病证。其有里邪已尽，热仍不退者，审其舌无多苔，或苔薄而无质地，则一以育阴养液托邪为主，如北沙参、大生地、玉竹、元参、麦冬、龟板之类。虚甚而神气消索，无热象者，宜用甘平甘润之剂，如六味地黄汤、复脉汤之类，频进而垫托之，切勿见其不效，中途易法，致令不救。

3. 病证举例

（1）疟疾

石寿棠认为，暑湿合邪病疟，或伏暑晚发，转为疟疾，此与寻常疟疾不同。脉苔见证，皆与伏暑无异；但作止有期，病势较稍减；治法与伏暑无异，亦要分别湿多热多，酌用辛淡、辛凉、辛苦等剂。按暑湿疟邪，伏于膜原半表半里，与少阳半表半里无涉。今时概用小柴胡汤，不独不效，往往致肝胆相火与湿热同升为病，而见发呕、发痉、发惊等证。夫伤寒病邪在少阳，寒热往来，是寒已而热，热已而寒，往来不断，而无止期，故曰"往来"，不曰"来往"。暑湿疟疾，先寒后热。卫气行于膜原，入与阴争，外无所卫，则恶寒；出与阳争，阴无所护，则发热。热后汗出即退，是寒来热往，作止有时，与少阳之寒热往来无止期者大相径庭。

暑湿合并为浊邪，脉必模糊，苔必浊腻，寒热作止，不甚分明，治法与伏暑无异。其暑热伤营，风湿伤卫者，是营分暑热本重，卫分又感风湿，卫气行营，并而后发，脉必浮弦而数，苔必淡白、滑白而不腻；重者舌肉必深红，先寒后热，寒轻热重，后渐不寒而热。脉浮弦为风象，弦而数乃暑热在营，为卫分风湿所搏，邪正交争，欲出而不得出之象。治宜桂枝白虎汤，疏卫清营；卫分邪重者，用桂枝汤，疏卫护营。

其当暑汗不出而成疟者，是夏月当风取凉，以水灌汗，逼令暑邪深入，不复汗而伤于内，脉必浮弦，发时亦必弦数。王叔和《脉诀》谓弦为阴脉。弦数不尽属热，乃营分之邪欲出而不得出之象。苔亦必淡白、滑白而不腻，但舌肉不深红，先寒后热，寒重热轻，后方转为寒轻热重。治宜桂枝甘草汤疏卫为主，营热卫寒两重者，桂枝汤疏卫护营；若风寒遏郁卫分，较甚者，用小柴胡汤，领邪出外也可，即用三阳表药，领邪外出亦可。

（2）痢疾

凡夏月风寒伏暑，秋成痢疾者，虽病各不同，而究其由来，同属暑为凉伏，因秋风而发，皆从疟例治之，用小柴胡汤亦无不可。喻嘉言治痢用小柴胡汤、仓廪汤，逆流挽舟，即是此意。

（3）霍乱

又有湿郁成霍乱者，吐泻、腹痛、恶寒、头身均痛，此非受寒，属于湿胜。三阴疟，亦因湿胜而得，但疟为湿郁脾经，其势缓；霍乱为湿闭气机，其势急。肺为湿闭，则各脏腑之本气亦闭；气闭则不能行水，清气不得下行，浊气转而上干，清浊混淆，霍乱乃作；脉必沉细而遏，甚则沉伏；苔必水白而腻，重者舌肉亦水白而不红活。此病最忌升散、温燥以及甘药，然间有服温药而愈者，乃湿未化热者，若屡进必误。一者，温燥之品，助浊气上干；二者，六气皆从火化，霍乱泻多亡阴，化燥最速。法宜五苓散去苍术，化膀胱之气，以导下流，尤须加辛通下达之品，以开气闭，而辛通下达，无过细辛。气为水母，气开乃能行水，石寿棠在临床中使用此思路治疗霍乱屡验不爽，但石寿棠也提醒后人细辛一类的药物不宜多用，其功大者，其力必猛，不可不知。

（五）湿热证辨治要点

石寿棠认为，湿热最宜相兼为病，湿邪化热可见于气分邪热郁遏灼津，尚未传入血分；证见面色红黄黑混，口气秽浊，舌苔黄腻，舌之边尖红紫欠津；或底白罩黄，混浊不清；重者厚而且满，板贴不松，脉息数滞不调，神烦口渴。湿热合邪病温，初起时亦见此象。宜用前辛凉淡法，加以微苦，如连翘、山栀之类；或加姜水炒木通之苦辛，内通外达，表里两彻，以冀汗解。湿热交合，加半夏、姜水炒黄芩，重者加姜水炒黄连三四分，苦辛通降；渐欲化燥，加知母清滋肺金。

肺气为湿热郁蒸，不能敷布水精外达下行，必见烦渴、多汗、斑疹、停饮等证。如热汗时出，大渴引饮，轻者用前辛凉微苦法，加天花粉、银花之类；重者用白虎汤，辛凉重剂，清肺泄热；虚者加南沙参，湿热清肺，如溽暑炎蒸，金风骤起，顷刻湿收热退，如登清凉界中。其邪走皮肤发疹，邪走肌肉发斑，隐隐不见者，用杏仁、牛蒡子、桔梗、瓜蒌皮、大贝母、银花、连翘、淡竹叶、通草之类，辛凉开达；最忌多用辛燥，如苏叶、薄荷、荆芥、柴胡之类。斑疹已出，热重者，用白虎汤酌加元参、银花、芦根以化之。其饮停胸膈者，必见胸膈闷痛、心烦、干呕、渴欲饮水、水入则吐等。此时须辨舌苔，如舌苔白腻，则属饮重，热因饮郁而生，宜辛淡化饮。辛能行水，辛润又不烁津，如芥子最妙，重者加细辛二三分尤妙，淡如通草、茯苓、猪苓、泽泻、薏苡仁之类，或用五苓散；清淡如滑石、淡竹叶、芦根之类。如饮热并重，湿热与气互结，舌苔黄腻，宜苦辛通降，佐以淡渗，如小陷胸汤、半夏泻心汤，去人参、甘草、大枣，以姜汁炒黄芩、黄连代替干姜，加通草、茯苓、瓜蒌皮、薤白等味；黄芩滑石汤、杏仁滑石汤、黄连温胆汤，均可选用。

湿热遏郁肝、胆、三焦经脉，耳聋、干呕者，亦可用上法苦辛开化。胁痛及欲痉者，加鳖甲、石决明、牡蛎以咸降之，既能柔肝，又能化湿，两不相悖。邪传心包，神昏谵语烦躁，亦须辨舌苔。如舌苔黄腻，仍属气分湿热，内蒙包络，与前证同一病因，宜用半夏泻心汤、陷胸汤等，或用杏仁、芥子、姜水炒木通、盐水炒黄连、连翘、滑石、芦根、淡竹叶、瓜蒌皮之类，辛润以通之，咸苦以降之，清淡以泄之。其湿热浊邪自化，其闭自开。凉膈散亦可间用（妙在用散），宁上丸、普济丹亦效。

更有邪传包络，化燥伤阴，神昏谵妄，舌赤无苔者，此证与前证同见神昏，而虚实则相反。前者舌苔黄腻，系湿热明征；此证舌赤无苔，为伤阴确据。此时用药，最要空灵。神昏为内闭之象，闭则宜开；心宫乃虚灵之所，虚则忌实。宜犀角、鲜地黄、连翘、银花、郁金、鲜石菖蒲、芦根、梨汁、竹沥、和姜汁少许，滚煎热服。再用宁上丸或普济丹，开闭养阴，较安宫牛黄丸、至宝丹尤胜。地黄用鲜者，取其滑利；少加姜汁，凉药热饮，取其流通，此即阴阳开阖之理。芦根尤宜多用，轻清甘淡，两清金水，又能泄热化湿，从膀胱而解。如此治法，断无不效之理。心宫之邪，本属郁蒸之气，无质无形，最忌一派苦寒冰伏，阴柔浊腻，如三黄解毒汤、三黄地冬汤、犀角地黄汤、清营汤、清宫汤等，集而用之，有阖无开，毫无方义。

（六）燥邪论治要点

石寿棠认为，燥分外感和内伤。如《医原·燥气论》中，引邵新甫所言"外感之燥，首伤上焦气分；气分失治，则延及血分。内伤之燥，乃人之本病，由于精血下夺而成，或因偏饵燥药所致"。所以，《医原·燥气论》："外感之燥，津液结于上而为患者，结者必使其开解，非辛润流利气机不可；内伤之燥，津液竭于下而为患者，竭者必使之复盈，非柔润静药及血肉有情者以滋填之不可。大抵是病用药，最忌者苦涩，最善者甘柔，此其大较也。"至于变法，在燥病范围内，宜根据不同的兼邪予以斟酌处理。即石寿棠所谓"病有风燥、寒燥、暑燥、燥火、燥郁夹湿之分；药有辛润、温润、清润、咸润、燥润兼施之别"。

石寿棠辨析燥气诸病的理法相当简要，但切于实用。其阐论之精，方治之活，颇堪师法。由于燥气病症，如皮肤皲裂（外燥）、精血枯涸（内燥）、咽鼻干疼（上燥）、便溺闭结（下燥）、手足痿（燥而兼热）、痫、痉（燥而化风）、癫狂（实而燥热）、劳咳（虚而燥热）、停痰停饮（燥伤肺津）、噎膈（燥中夹湿）等，在临床上相当多见。故《医原·燥气论》中，明示"治燥之法，当观釜沸之理，血譬诸汤，气譬诸火。若火猛汤沸而为实邪，则当沃薪灭焰，使不固竭。张太守（仲景）所谓急下阳明以存津液，此也。若沸久将干，则又当益水胜火，使不上僭，王太仆（冰）所谓'壮水之主，以制阳光'此也"。其中，向读者交待了燥证的两种常用治法：一急一缓，一泻一补，随证而异。对于燥邪为病的具体论述如下：

1. 病机分析

石寿棠认为，燥从天降，首伤肺金，肺主一身气化，气为燥郁，清肃不行，机关不利，势必干咳连声、胸胁牵痛、不能转侧、胸懑气逆喘急、干呕。又或气为燥郁，不能行水，水停膈上，则必口渴思饮、饮水则吐、烦闷不宁；又或气为燥郁，不能布津，则必寒热无汗、口鼻唇舌起燥、咽喉干疼。又或气为燥郁，内外皆壅，则必一身尽痛；肺主皮毛，甚至皮肤干疼，手不可按，凛凛恶寒，甚而肢厥，虽覆以重裘不温，颇似阴寒之象。又或气为燥郁，治节无权，中宫水饮不能屈曲输于膀胱，而直注于大肠，则必腹痛、泄泻，甚者挥霍撩乱、上吐下泻、脉伏肢凉，又似阴寒寒湿之象。夏受暑燥，亦多病此。但燥气干滞，所泻必艰涩难行，与湿泻、热泻之倾肠滑利者不同。吐泻甚则津液内夺，柔化为刚，肠燥拘急，有似硬梗，按之痛甚，蜷曲难伸；任脉失荣养，当脐上下按之坚硬，动跃震手；冲脉失荣养，脐之两旁按之坚硬，动跃震手。此皆燥极见证，切勿认为积滞而误行攻下。

又或经络失于荣养，拘挛掣痛，俗名转筋，立时阴亡液涸，目陷肉销，面青肤黑，舌中肉剥，神明昏乱，阴夺于内，阳无依附，遂至肢厥身冷，汗出如珠，内闭外脱不救。又或肺燥直逼大肠（肺与大肠同属燥金），而成肠澼（俗名痢疾）；燥郁气机，则肠垢下而色白；燥伤血络，则血渗大肠而色红，涩而不通，行后稍止，气机终觉不利，糟粕又或结为燥粪。其与湿痢之痛缓酸坠，而不里急艰涩，大便溏而多者有别。凡此燥病，多生于阴亏之辈，劳苦之人，夏月炎蒸，液为汗耗，水竭金枯，里气已燥，以燥感燥，同气相求，最为相兼为病。

2. 治法辨析

石寿棠论治燥邪，首先列举常见治燥的注意事项，及在临证运用不当之处。如：外感之燥，若津液结于上而为患，结者必使之开解，非辛润流利气机不可；内伤之燥，若精血竭于下而为患，竭者必使之复盈，非柔润静药及血肉有情者以滋填之不可。大抵是病用药，最忌者苦涩，最善者甘柔。独是外感、内伤宜分，寒燥、燥热尤不可混。

石寿棠认为，唐代孙思邈制生脉散（人参、麦冬、五味子，合为生脉饮立法，周密如此），使人夏月服之，以保肺金，治未病。但是汉唐以后，医道失传，不知人生天地间，外感内伤，千变万化，总不外天地阴阳之气，即不外天地燥湿之气。世于湿气犹多发明，而对于燥气未能详究，所以每遇外感，浑曰风寒，不辨其为风燥、为风湿、为寒燥、为寒湿，至暑燥初起，与寒燥相似，极易混淆。

石寿棠认为，临证若见寒热、无汗、头身疼痛、咳嗽、呕吐、胸膈气逆等，辄用辛燥升散；见有胸膈，便曰感寒停滞，并用苦燥破滞，轻则用苏叶、薄荷、荆芥、防己，重则用羌活、独活、川芎、白芷；在夏月则用香薷、藿香，至青皮、枳壳、山楂等味，亦惯行佐用。以上诸药，其在夹湿者，用之犹可；若是风燥、寒燥之邪，则以燥治燥，变证必然蜂起，将见燥邪窜入肌肉则发斑，窜入皮肤则发疹，窜入营分则舌赤无苔，神乱、谵语、烦躁。

若见其邪入营分，又用一派苦寒清火、柔腻滋阴，逼令燥邪深入心包，深入骨髓；入心包则神烦意乱（烦属心肺），轻则多言，重则谵语，闭极则神明昏乱，呓语不休，目睛频转；入肾则燥，循衣摸席，扬手掷足；阴液耗极，则口噤齿龄，身强发痉，内闭外脱，不可救援。

又或上焦气分之邪未开，法宜辛润开达；或津液聚于胸膈为痰，阻结气分，正在心下硬痛，法宜苦辛通降，如小陷胸汤、半夏泻心汤、温胆汤、三子养亲汤之类，对病施药，方能获效，如果妄用大剂攻下，气为邪搏，不能传送，糟粕不行，但行稀水，徒伤气血；又或邪已传里，迁延不下，致成脏结，虽下不行。若是者，始而以燥治燥，致邪走窜；继而苦寒冰伏，阴柔滋腻，致邪闭结；终而误下失下，致邪实正虚，轻者重，重者死。

石寿棠对当时医界的不良习俗甚是反感，如遇有霍乱，不辨燥湿，但见腹痛吐泻，辄用藿香正气散；甚有用木香、砂仁、桂枝、附子、吴茱萸诸燥药。其在湿邪，自可冀以温中止泻；若是燥邪，不独泻不能止，必致耗液亡阴，内闭外脱；或上焦之邪走入中下，气分之邪走入营分，每见大便下红，其形如血与脂膏，遂不可救。又见不良习俗，遇有肠澼，不辨燥湿，辄用败毒散升阳、芍药汤通里。其在风湿致痢，用败毒散升阳转气，逆流挽舟，自可获效；湿热致痢，用芍药汤酸苦泄热、苦辛通降，亦可获效。若是燥邪，治以辛燥、苦燥，必致伤及血液，耗尽肠中津液。如此类推，不胜枚举。

其次，石寿棠对于燥邪为病的诊治有详尽的分析和总结。其论及病有燥湿，药有燥润；病有风燥、寒燥、暑燥、燥火、燥郁夹湿之分，药有辛润、温润、清润、咸润、燥润兼施之别。还指出，六气之邪，初无形质，以气伤气，首先犯肺，必用轻药，乃可开通，汗出而解。况人之汗，为津液所化，而汗之出，乃气机所传。一经感邪，阻遏肺气，气为邪阻，不能布津外通毛窍，故身无汗、寒热、疼痛；气为邪阻，不能布津上濡清窍，下通胃肠，故口干、舌燥、胸懑、气逆、二便不调。治者当辨燥、湿二气何气致病？所兼何邪（兼风、兼寒、兼暑）？所化何邪（化火、未化火）？所夹何邪（夹水、夹痰、夹食、夹本病）？对病发药，使之开通；邪一开通，津液流行，而汗自解，不必泥定风药发汗。且风药不独不能发汗，反耗伤津液，绝其化汗之源。

以燥气论，燥邪初起，在未化热时，治宜辛润开达气机，如杏仁、牛蒡、桔梗之属。兼寒加以温润，如豆豉、前胡、姜、葱之类；邪气闭遏，加以通润，如白芥子、细辛之类；咳嗽不止，胸前懑闷，加苏子、紫菀、百部之类，辛中带润，自不伤津。而且，辛润又能行水，燥夹湿者宜之；辛润又能开闭，内外闭遏者宜之。其里气不和者，佐以瓜蒌皮、鲜薤白之类，辛滑流利气机。气机一通，大便自解，浊邪解而清，邪失所依附，亦必化汗而解。

其化热者，于辛润剂中，酌加清润轻虚之品二三味，如梨皮、蔗皮、梨汁、蔗汁、荸荠、芦根、石膏、知母、川贝母、南沙参、桑叶、菊花、银花、花粉之类，以泄其热。热泄则清肃令行，气机流利，亦必化汗而解。其阴虚者，于辛润剂中，酌加生地、元参、沙参、麻仁、黑芝麻、蜂蜜之类，养阴润肠，但不宜多用，恐腻着邪气。

其夹湿者，于辛润剂中，酌加蔻仁、通草、茯苓、半夏之类，辛淡渗湿，亦不宜多用，恐燥伤津液。其夹湿而化热者，于辛润剂中，酌加滑石、淡竹叶之清渗，连翘、山栀之微苦微燥，重者酌加姜汁炒木通、炒黄芩、炒黄连之类，苦降辛通，开化湿热。

其邪已传里，依附于胃及肠中糟粕者，则攻下一法，又未可缓施；但下宜适中，不可太过。观张仲景用大承气汤，一剂分为三服，视其进退用之；以药力不及，犹可再服；药力太过，不可挽回。

燥邪误治，危害甚大。如燥邪用燥药，一相反；肺喜清肃，而药用浊烈，二相反；肺主下降，而药用升散，三相反；燥邪属气，以气伤气，原无形质，而且肺为轻虚之脏，膻中为空灵之所，苦寒沉降，阴柔滞腻，气浊味厚，病未闭而药闭之，病已闭而药复闭之，四相反；气分之邪未开，而津液又被下夺，五相反。燥邪本易化热，今误被辛燥升散、寒凉冰伏、阴柔滋腻，不得再用热药挽之，惟有用余氏普济丹、宁上丸，养液开闭，以回万一。

（七）内伤病施治思路

石寿棠精研《内经》后认为，中医学论内伤首言七情。如《内经》有怒伤肝，悲胜怒（金胜木）；喜伤心，恐胜喜（水胜火）；思伤脾，怒胜思（木胜土）；悲伤肺，喜胜悲（火胜金）；恐伤肾，思胜恐（土胜水）等，为以情胜情之法。《素问·举痛论》所云"百病生于气"，也是指情志引起的气机失调。

石寿棠认为，内伤病的治疗法则，不外急者缓之（甘），散者收之（酸），抑者散之（辛），惊者平之（酸、甘镇摄），劳者温之（甘温），损者益之（甘平），结者散之（辛润），寒者热之，热者寒之之类。至于神志损伤人体，石寿棠也是援引历代经典论述，如《难经》论五劳，谓自上损下者，一损肺（咳嗽），二损心（盗汗），三损胃（食减便溏），四损肝（善怒、筋缓），五损肾（淋漏），过胃则不治；自下损上者，一损肾（遗浊、经闭），二损肝（胁痛），三损脾（食减、胀、泻、肌消），四损心（惊悸、不寐），五损肺（咳喘），过脾则不治。又曰：损其肺者，益其气；损其心者，调其营卫；损其脾者，调其饮食，适其寒温；损其肝者，缓其中；损其肾者，益其精。《金匮要略》谓肺劳损气，心劳损神，脾劳损食，肝劳损血，肾劳损精，与《难经》同义。后人又于五劳推为六极。六极者，数转筋，指甲痛，为筋极；牙疼，踵痛，足痿不耐久立，为骨极；面无华色，头发堕落，为血极；肤如虫行，体肉干黑，为肉极；肌无膏泽，目无精光，羸瘦肌痒，搔则为疮，为精极。然则内伤首言七情者，原病之所由起也；分言五劳者，明病之所由起、所由传也；推言六极者，穷病之所至极也。

石寿棠认为，内伤疾病皆是精、气、神失常所致。至于精、气、神三者之间的关系，精、气为人身之一阴一阳，神则是贯穿于阴阳之中，相互联系。内伤百病，不外精、气、神三者失和的病理变化。

1. 劳力者重在补气

石寿棠认为，劳力者伤气，《经》所谓汗出喘息，内外皆越，劳则气耗是也。气耗则阳虚，阳虚必生内寒，内寒必生内湿。虚则气浮，脉多浮虚豁大，又或阳虚气陷，按之不鼓，沉细无力，故张仲景谓脉虚为劳，脉大亦为劳。见症多怯寒、少气、自汗、喘乏、头眩、心悸、食减无味、腹胀飧泄、吞酸嗳腐、面黄而浮、反不觉瘦；或蒸蒸发热，必兼体倦、自汗，甚至中虚不运，不能砥柱中流，虚热上浮，吐血成碗、面黄、舌淡，而无热象。此等虚热，用劳者温之之法，如建中汤、保元汤、归脾汤之类，分轻重用之，所谓形不足者，补之以气是也。尤须息劳静养，复其耗散之气，自可就痊。否则，阳虚不复，伤及真阳，阳痿精寒，寒精自滑，吸短偏卧，又须加温润甘平及血肉有情诸品。如枸杞、沙苑子、菟丝子、胡芦巴、制首乌、山药、扁豆、破故纸、鹿胶、羊肾、淡菜、海参之类，填补阴中之阳，以固脾胃。又或阳伤及阴，气不化精，湿转为燥，脉变短数、潮热、骨痛、上咳、下利。此属自上损下，由肺及肾。若过胃泄泻，则难以治疗。另有一种劳力伤气之病，因一时负重，偶然伤力，气逆于上，胸胁疼痛，甚则呼吸亦痛，咳嗽带红。此等伤气，宜用结者散之之法。如蒌皮、大贝、紫菀、杏仁、枇杷叶，轻降肺中逆气。吐红加苏子、三七汁、郁金汁、怀牛膝、丹参、藕汁之类，辛润以化之，与肺劳损气治法不同。

2. 劳心者重在填精

石寿棠认为，劳心者伤神，又重于劳力伤气者。或卷牍烦剧，或百计图谋，心神无片刻之静，心体无安养之时；由是君火内沸，销烁真阴，不但伤神，并能伤精；阳不依阴，自阴不潜阳，阴虚必生内热，内热必化内燥；脉多细涩，甚而数涩，或浮弦搏指，皆阴虚化刚之象。见证多惊悸、怔忡、心热、盗汗、虚烦不寐，甚则君火引动相火，伤及真阴，干咳、吐血、遗滑、淋浊、骨蒸潮热，诸证丛生。此亦自上损下，由心及肾者。治法必以甘凉育阴，及血肉诸品，填补精液，如补心、固本、复脉、生脉、三才、六味、二至、二仙、五阴之类，随其轻重用之，所谓精不足者，补之以味是也。尤须安心静养，以后天真阴招摄先天真阳，俾心阳下交于肾，肾阴上交于心，阴平阳秘，乃克有济。

3. 伤神者重在疏散

石寿棠强调七情伤神，为害尤甚。曾见情志怫郁，悲忧思虑过度，心阳郁结，而肝、脾、肺之气亦因之郁结。肝叶撑张，则为胀为痛，多怒多烦；脾不输精，肺不行水，则生痰生饮，嗳腐吞酸，食减化迟，大便作燥，不燥则泻。在初起时，宜用抑者散之之法。夫散非发散之谓，亦非辛香破耗之谓。如逍遥散法，不用散而用汤，减去白术，借柴胡之微辛以达之，酌加蒌皮、薤白、贝母、杏仁、柏子仁、当归、酸枣仁、远志、生谷芽之类，辛润以开之。诸仁皆阴中含阳，生机内寓，最能调畅心神。或再佐牡蛎、石决明、龟板、鳖甲之类，咸柔以软之；桑叶、钗斛之类，微苦以清之。稍久则气结者血亦结，或纳谷不顺，或大便燥结，或咽中作梗（俗名梅核气）。此噎膈将成之候，又须加阿胶、肉苁蓉、枸杞、蔗汁、梨藕汁、牛乳、白蜜、韭汁、姜汁之类，甘润、辛润、咸润以流畅之。尤须怡情静养，庶可获效。乃世俗治法，往往见其气结，即用香附、元胡、木香、砂仁、青皮、厚朴、乌药诸燥药，以为辛香流气。

4. 劳色者重在脾肾双补

石寿棠认为，劳、色伤精之辈，其神志损伤尤甚。首先动心以伤神，既劳力以伤气，终纵情以伤精。伤精则阴亏，阴亏则易动相火，愈动愈伤，一旦精、神、气三者皆耗，多致不起。脉证较劳心伤神者更重。

对于此类治法亦不外填补真阴，但是病久则阴虚不复；真阴不能揽摄真阳，真阳即不能归附真阴，由是龙火上炎，一火兴而五火炽，满腔皆虚阳充塞；而见颧红、面赤、喉干、咽痛、咳喘、音哑、五心如烙、筋急酸疼、骨痛如折、上咳、下利，种种危证。古法往往见龙雷飞越，用知、柏苦寒直折，非徒无益于真阴，而又残害乎脾胃。此时介类药物禀乾金之燥气，得坎水之阴精，滋阴潜阳，较朱震亨所用知母、黄柏为胜。古法又有用桂附六味，以为导龙归海，在阴不甚虚者，或阴虚夹寒湿者，暂用有效，若阴液大亏之人，再以刚燥耗阴，受其害者甚多。

同时，石寿棠又援引张景岳"丹田暖则火就燥，下元固则气归精"之语，强调阴阳互根的实际运用意义，指出脾肾双补的重要性。虽然中医学史上有补肾及补脾之争，如许叔微曾认为，补肾不若补脾，夫补脾非燥脾之谓，凡甘平、甘淡，皆能补脾。孙思邈认为，补脾不若补肾。但是在明代温补学派兴起后，对两种观点有所整合，如李中梓既重脾，复重肾，明确提出肾为先天之本，脾为后天之本，为诸家脾肾之论作了精辟的总结。石寿棠也秉承于此，指出补肾非凉肾之谓，凡清润、温润、平润而味甘者，皆能补肾中之脾胃。

（八）妇科诸病论治思路

石寿棠对于妇科疾病诊治颇有心得，其秉承前贤经验，注重调经。如《医原·女科论》："欲调其所不调，必推其所以不调之源，从而调之，而经始调。"进而指出，一般方书中的调经方，大多用行气破血之品；但患者多有气血不足，即便证现实象，亦多由气血不足、邪气袭凑所致，而行气破血往往重伤气血，从根本上不能起到调经作用。故石寿棠调经，每着眼于气血不足。如女子多郁，则兼开郁，如"用微辛微润诸品，得春和之气，寓生发之机，乃能畅达气机"。又如，世医对月经不调，或有执"先期为热、后期为寒"之说者，石寿棠认为，此亦不尽然，必当整体地加以酌辨而定。如气虚者由于脾失健运、食少化迟，若气不摄血，亦可表现为经行先期或崩漏；或气不化血，则现血少、月经后期，但"色必淡红，无胀无痛，法宜归脾一类，以补气血生化之源"（《医原·女科论》）。血虚者，易有肝阳内炽或血热妄行，表现为经行先期或崩漏；亦可因于血虚留滞，使经行后期，或见小腹胀痛，"法宜滋燥养营为主"。由此可见，石寿棠调经必究月经不调之源，结合病机和兼证的不同加以分别处理，此属求本治法。

1. 调经重在开郁并辨气质阴阳

女子正常生理，如《素问·上古天真论》所云："女子二七天癸至，任脉通，太冲脉盛，月事以时下。"石寿棠指出，月经为天之真水，如潮汐涨落，上应月之盈亏，而有固定周期。女子属阴，血为水类，故亦上应月之盈亏，而有常期。愆期则病生，故古人谓女子首重调经。首重调经，但欲调其所不调，必推其所以不调之源，从而调之而经始调。石寿棠指出，人身气血，只有不足，断无有余；其见为有余者，皆不足所致，皆不足而邪凑之所致，此时不能再伤及气血而调经。又谓女子多郁，必兼开郁。郁为不畅之谓，必用微辛微润诸品，得春和之气，寓生发之机，乃能畅达气机，不能再用辛燥干涩之药。调经开郁之用药，当知微辛微润则能通，微苦微凉则能降，如贝母色白形圆，象类心肺，所以主解郁结之疾，人谓其清热化痰者，皆散结之功。

同时，石寿棠对一般妇科"先期为热，后期为寒"之说，亦不认可。其指出妇科调经必须辨明体质，即欲诊其人之病，须先辨其人之气质阴阳。其论如下：

金水之质，其人肥白，多属气虚；再验之色、脉，如面色、唇舌惨淡，脉息柔濡，此气虚见证。气虚则脾胃不能健运，食少化迟，化源既薄，冲任自衰；或气不摄血，为先期，为崩漏；或气不化血，为血少，为后期，色必淡红，无胀无痛；阳虚化湿，必多黄水白带，治宜归脾汤之类，以补气血生化之源。若久则气不化血，血虚化燥，又成气血双亏之候。

木火之质，其人苍瘦，多属血虚；再验之色脉，如面色唇舌，多红多燥，脉息细涩，或弦或数，此血虚见证。血虚则肝阴不濡，肝阳内炽；或血热妄行，为先期，为崩漏；或血虚留滞，为后期，为胀痛，法宜滋燥养营为主。其因虚留滞者，佐咸柔以软之，辛润以通之，自可获效。久则阴虚燥急，经枯月闭，延为肝风眩晕、多怒多烦、胁肋作痛；甚则咳嗽、吐血、咽痛、骨蒸，为干血成劳之候。又有气血不足，燥湿之邪乘虚凑入，此类酿患，尤属多多。

另外，临床有痛经之证，久之血虚化燥，于肠胃之外，经络之间，结成硬块，营气不得往来于其间；因而坚固不移，按之不痛，古谓血结为癥，推移不动，即指此而言。法当滋燥养营，或用清润，或用温润，亦视其人之寒热施之，仍须参以辛润咸软，自可渐化。

又《灵枢·水胀》中记载的"肠覃"之证，为"寒气客于肠外，与卫气相搏，气不得荣，因有所系，癖而内着，恶气乃起，瘜肉乃生。其始生也，大如鸡卵，稍以益大，至其成，如怀子之状；久者离岁，按之则坚，推之则移，月事以时下，此其候也。"又有"石瘕"一证，生于胞中（即子宫）。《灵枢·水胀》："石瘕生于胞中，寒气客于子门，子门闭塞，气不得通，恶血当泻不泻，衃以留止，日以益大，状如怀子，月事不以时下。"石寿棠认为，此为血凝子宫之病。又有名曰"痃癖"之证，方书谓僻于胁下谓之癖，隐于脐傍，状类硬弦谓之痃，劳碌感寒则发，与痛俱见，不痛则隐。此属厥阴、阳明经脉结聚。

此三者，石寿棠治以温润，佐以辛润。由于温润、辛润，气阳质阴，有阳和解凝之功，无刚燥劫津之虑，属以柔治刚。吴鞠通认为，燥淫所胜，男子癫疝，女子少腹痛，此燥气延入下焦，搏于血分，坚结不散，而成癥疾，勿论男、妇，化癥丹、回生丹主之。老年八脉空虚，亦不可与化癥丹，皆复亨丹主之。石寿棠则认为，化癥丹，芳香燥药犹嫌其多，尚宜减去；复亨丹温润甘辛，颇为合拍，且女子血海常虚，肝阳多沸，易生此证。古人止分气病、血病，立有积聚、癥瘕名目，并未详气血因何致病之故。后人不事推求，徒知见气破气，见血行血，往往用香附、乌药、厚朴、青皮、木香、槟榔破气诸燥药，谓气为血帅，气行则血行；见治不效，加以行血，如三棱、莪术、干漆、元胡、苏木之类，甚有用巴豆、芒硝、大黄诸品，破积攻坚，愈治愈结，愈结愈大，致之形消腹板，成蛊成劳，潮热、鼻衄、上咳、下利，死而后已。此等治法，贻误千古。

总之，因气致病者，调其气而血自通；因血致病者，养其血而气自行；因燥湿寒热致病气血者，治燥湿寒热而气血自调。《素问·阴阳应象大论》："治病必求于本。"此说最为切要。石寿棠所论，确有见地。首先，其明确"津血同源"及津亏则血损、血虚则津少的原理，指出血虚化燥这一病机特点。正如其所说："盖水浅者淤始停，未有水足而河流壅塞者；汁干者物乃结，未有汁足而枝叶枯硬者。"因此，推求月经病的病因病机，或血虚水少经闭，或血虚水少木郁，或血虚水少淤停血结，或淤停血结，新血不归等。为避免忽视"津少"这一病机要点，石寿棠在调经门中反复强调"血虚化燥"一句，使得此论断更为突出。

2. 带下病用药佐以辛润

石寿棠认为，气为水之母，凡饮入于胃，赖脾肺气机吸纳，方可"水精四布，五经并行"（《素问·经脉别论》）。气虚者，运化无权，津液不归正途，而变为带浊，引起腹痛，由肩背下抵腰足，无不酸痛，四肢乏力，皮里发热，血色紫黑晦暗。湿热瘀浊下行，如烂鱼肠样，腥秽异常，行后又多黄水；若湿热瘀浊不下，则腹痛更甚。法宜于养血剂中，佐辛润以通之，参苦辛以化之。苦多辛多，尤必因其人之热重、湿重而用之，乃可获效。

若久久不治，则湿热瘀浊凝聚成块。其初聚而未结，营气尚往来于其间，以故推揉有声，按之觉痛，古谓气聚为瘕，聚散不定，即指此而言。治疗即用前法，再加咸软，如龟板、鳖甲、决明、牡蛎之类，既能燥湿清热软坚，又能养阴。

3. 嗣育不外调经保精

嗣育一门，前人认为"即在于调经之中"。从临床所见，调经的确是解决不孕的重要一环。石寿棠亦宗此说，但同时认为嗣育更宜详究"葆精"一法。石寿棠所言"精"，是泛指男女双方之精。其引《灵枢·决气》所谓"常先身生，是谓精"及"谷入气满……淖泽注于骨……是谓液"，认为此后天日生之精，与肺脾肾心有着密切关系，提出"欲葆精者，不徒藉资药饵，更须调其饮食"。其间，反对煎煿辛燥等物；强调"葆精之道，操之在己"，主张寡欲节劳。此外，强调调理阴阳以葆精，提出治在脾肾，言"益火以治土之母，培土以成水之源，所谓先后天一气相生者此也。然须服温润、甘润诸品，最忌刚燥金石"（《医原·女科论》）。同时还告诫说："尝见艰于嗣育者，依古成方，谓温热能补命门，终年修服。不知水中之火宜温润不宜温燥，阴液本亏，又加刚燥耗劫……皆由于温热补命门之说误之也。"（《医原·女科论》）

石寿棠之论，是强调药物补"精"，重在调理阴阳，指出"须服温润、甘润诸品"及"水中之火宜温润"等。《医原·燥气论》："甘润、温润，乃得春和煦育之机。"《医原·用药大要论》指出，温润药有苁蓉、枸杞、山萸、菟丝、葫芦巴、巴戟天、桑葚、五味子等；"大抵温润一类，气温，得天气多；质润，得地气多，受气比他类较全，且味多带甘，秉土之正味，治阴阳两虚者，颇为合拍"。石寿棠的这些观点与后人的"柔剂补阳"观点颇为一致。其从温润甘润入手，阴阳同补以达到补精的目的，较之单纯温补命门，即以刚剂温燥补益，通过振奋阳气补精求嗣的思路相比较，确是更胜一筹。这种"温""甘""润"的用药特点，与张景岳之"从阴求阳"，似有某种相通之处，但又独具特色。

关于保胎，自古迄今有从"理得一分气，安得一分胎"立论者；有强调"八脉隶于肝肾"，重在养肝补肾者；有宗中气举胎之说，主升阳举陷安胎者；有主张清热以安胎者等。《医原·女科论》："大抵世之因气虚落胎者，十之二三；因血虚落胎者，十之六七。其有每至两三月即落者，总由阴虚热烁，如涸泽之鱼，不能久活。法宜清补肾阴为主，兼忌浓味炙煿、香燥破耗等物，自可无虞。"石寿棠所言"阴虚热烁""涸泽之鱼"，为胎前调治提供了新思路。滋补肾阴、甘润滋燥之法，完善了此前的保胎理论与方法。在具体运用方面，认为法宜清补肾阴为主，兼忌浓味炙煿、香燥破耗等物，自可无虞。至于古有黄芩、白术安胎之说，不知此二药系苦燥辛燥之体，与胎大不相宜。总之，安胎之法，有客邪致胎不安者，但当去邪，即是安胎；邪早去一日，胎早安一日，即"有故无殒"之谓。亦有不因客邪而胎自不安者，当究其所以不安之原以治之而胎自安。其因闪挫欲堕者，宜培养气血，稍参调气治之。至胎前杂病，如子痫、子烦、子晕、子淋、子肿、子悬、子嗽等病证，大抵不外阴虚化燥、阳虚化湿两端，随证参酌，自可无误。再者，妊妇平日常宜小劳，流通气血，自无难产之患。古方如达生散诸剂，一派皆辛燥破耗之药，断不可服。若欲其滑利易生，常以豆腐皮加白蜜泡服，或服鸭汤、猪肤汤等类，藉水行舟，自然易产。

4. 产后力主辛润与平润同行

石寿棠认为，临产之时，切宜安静，瓜熟蒂落，比喻最精。《达生编》

六字真言：一曰睡，二曰忍痛，三曰慢临盆。尤为切要。其交骨难开者，如加味当归汤：当归、川芎、血余炭、炙龟板，尚无流弊。他如兔脑丸、立应散诸方，皆属霸道，断不可从。其有难产，至两三日，水血行尽，气血亏极者，急用八珍汤，去茯苓、白术，加阿胶、枸杞、沙苑、黄芪、山药等味，两补气血，虚回乃可望生；更有虚极神昏，不知服药者，用八珍料斤许，在产妇房中文火缓煎，使药之气味，从产妇口鼻吸入，运动气血，冀其苏醒；醒后即以此汤缓缓与服，亦可望生。曾经有验，此以意用药之法。其有胎死腹中者，舌苔必青黯，继而腹冷、寒战，胎即欲化而落；宜大剂养血，稍加肉桂，气虚者参以益气，亦不可拘执成方，用平胃散、承气汤类攻下，致伤气血。

产后多虚多实，虚则气血损伤，实则瘀血留滞。又，产后阴血骤虚，阳气易浮，营卫失和，虚实夹杂。更由于"血气者，喜温而恶寒，寒则泣不能流，温则消而去之"，故论治产后诸病总以调补气血为重点，兼以化瘀生新，调和营卫，并以"温"为总的原则。但石寿棠根据临证经验，为矫枉时弊，针对过用辛温走窜，提出辛润导瘀与平润养血相结合的思路。石寿棠对于产后常用的生化汤、胡椒汤、艾汤，持有如下看法：生化汤活血化瘀，儿枕（少腹有块）作痛者尚宜；胡椒耗散真阴，艾汤助热生风，均不可服。若属肝虚血燥体质，平素常有肝阳上冒见证，生化汤辛温走窜，则不宜服。尝有服此成痉厥者，不可不知。产后惟有用当归、丹参、炙草和血，稍加桃仁以导余瘀，最为稳当。川芎辛散，炮姜温燥，亦不宜多用。产后无虞保生汤，不知创自何人，害人无算，尤当禁忌。其有气血虚极者，心虚、气短、头眩、多汗，须于前方加沙参、枣仁、熟地、玉竹养之，再参童便，导瘀下行，亦妙。其有寒热交作者，亦由血虚不能荣养百体所致，宜用前方大剂养血，切勿作外感治。不用辛燥耗血，只以辛润行血，再加平润之品，亦即产后消补兼行为主，在临床上不失为稳妥之法。

此外，石寿棠针对《金匮要略》所论新产妇人有三病（痉、郁冒、大便难），提出血不养肝，肝风内动则痉，属筋病；血虚肝阳上越，则郁冒、头眩、目督、呕不能食、但头汗出，属神病；血虚不能濡肠，则大便难，属液病。总之，皆阴虚血燥见证，当大剂养阴养血，如复脉汤等。产后三病，最忌辛温耗散，即使有外风，亦忌风药升举其阳，致汗脱血晕而毙。又有产后随卧，败血乘虚上攻，或心下满闷，或痰涎壅盛，甚则神昏、口噤，更有败血冲心，喜笑怒骂，逾墙上屋者，多致不救。此证不论虚实，急用热童便灌之。实证必有腹痛、拒按，轻者用生化汤，重者用回生丹最妙。对于产后兼有六气外邪为病，主张当汗、当清、当下，随证治之，速去其邪，兼护其虚，即"无粮之师，贵在速战"。还指出"不可拘于产后宜温不宜凉之说"。此亦是补偏救偏之说，不无裨益。

总之，产后调理，当消瘀补血兼施，石寿棠反对辛燥破气行血，强调血虚化燥，力主辛润平润等治法，是调治产后病的又一有益途径。其润燥一法，足为后学师法。

5. 妇人温病论治心得

妇人与成年男子及小儿，在生理特点和体质上多有不同。因此，在温病发生发展过程中亦有很多不同之处。石寿棠对于妇人温病、妊娠温病、产后温病，也有其独到的见解。

（1）妇人温病

通常情况下，妇人患温病，证候、治疗与男子相同。当妇人处于经期或产后，体质相对较弱，抗邪无力，则温邪不入于胃，而是乘势入于血室。肝为血海，主藏血，为妇人经血之本，即为血室。热入血室之证，昼日明了，夜则发热、谵语、妄见鬼状；或对近前之言听而不闻，对户外之事反多有觉察。石寿棠认为，只有魄足够强大，魂才能安定；木性虽浮，肝则藏血藏魂而隶于魄之下；金性虽沉，肺则主气藏魄而居乎魂之上；今热入血室，煎熬日久，血液殆尽，而肺金肾水亦煎熬日枯；肺燥则失其相傅治节之官，肾燥则失其闭藏禁固之职；肝为将军之官，既没有肾水以滋涵，又没有肺金以制约，遂飞扬上越而不能自藏其魂，此名离魂。魂离则出入无时，故对户外之事能有所反应。

因少阳与厥阴相表里，故治法必兼少阳。但又当分前后虚实而治之。凡经水适来，因受病而停止者，必有瘀血。其腰胁、少腹出现牵引疼痛拒按的表现时，当以清热消瘀之法为主。方选小柴胡汤加活血化瘀之当归尾、桃仁、赤芍、延胡索及清热之生地、丹皮；兼表证者可加薄荷、豆豉、荆芥以发表。凡经水适来，患病而经水仍自行者，是病本未犯血室，但治其客邪，不必治其经血，热随血下而病自愈。若有如结胸状者，这是由于血因邪而内结，客邪并未侵犯胸膈与胃，千万不要以为出现谵语等症状，就认为是胃实而攻下，当刺期门以通其结，并柴胡汤主之。这体现了张仲景所谓"勿犯胃气及中上二焦，必自愈"的原则。凡经水适断而受邪者，血海空虚，邪必乘虚而陷入血海；此时邪胜正亏，经气不振，不能鼓散其邪，最为难治。对于血虚者，宜治以柴胡养荣汤。若见腰胁及少腹满痛者，此乃血实，宜治以大柴胡汤加桃仁、赤芍，逐其血室之邪方愈。

（2）妊娠温病

石寿棠认为，对于妊娠温病，必须极早治疗。亦即，在热邪尚未深入乃至伤及胎儿之时就要着手治疗。该用汗法者用汗法，该清热者就清热，特别是该用攻下者，尤其不可耽误，必须迅速做出决断。若担心攻下损伤胎儿而犹豫不决，更易使胎儿受热气蒸灼而反堕。若见里热结实之证，宜速攻下其实热之邪，胎反安然无事。因有病则病受之，《内经》所谓"有故无殒"者，于此见之。且妊妇糟粕瘀热，在于肠胃间；胎附于脊，胃肠之外，在子宫内。药先到胃，瘀热才通，胎气自固，用当其证，反见大黄为安胎之圣药。但病衰七八，余邪自愈，慎勿过剂。虽然三种承气汤皆属泻下之剂，惟用到芒硝之时当格外慎重。以其专主伤胎，非大热大实之证，绝不可轻易使用芒硝。

若有当下失下者，出现腹痛如锥、腰痛如折，这是胎儿未堕欲堕的前兆。此时，即使选用承气汤治之，也只可能将孕妇的病治好，保胎是没有希望的。更有甚者，出现舌青黑、腰痛、少腹下坠至急，或产妇忽然寒战等症状，这是提示胎儿已死于腹中。此时若攻下死胎，孕妇可能有望得救，不下则母无生之理。

（3）产后温病

石寿棠指出，对产后温病不可轻用汗下之法，初起恶寒发热尤当辨明。若恶露不尽，恶寒发热者，必胁肋肭胀满、少腹有块作痛；若饮食停滞，恶寒发热者，必噫气作酸、胸膈饱闷、右关脉紧；若三日蒸乳（乳汁壅遏不通而乳房胀痛发热者），恶寒发热者，必乳间胀硬疼痛。根据患者之气、色、舌、脉、神，辨其为温病；或有先患温病，而病中产子者，血海空虚，温邪易入血海。

石寿棠认为，妇人初起恶露未尽，腹中有块作痛者，可以生化汤稍加荆芥炭、豆豉，以化瘀生新，温经止痛；血虚者，可以柴胡养荣汤加解肌药，以解肌清热，养营润燥。此乃在表无汗时治法。若在半表半里，四物汤合小柴胡汤主之；胸膈痞闷者，加枳壳、焦山楂、厚朴、陈皮。至于热邪传里，烦渴、便秘而脉沉实，热甚谵语者，轻则蜜导，重则四物汤加柴胡、黄芩、枳壳、熟大黄下之，至重者用石灰炒生大黄下之。有瘀血者，少腹有块胀痛，桃仁承气汤下之，邪去七、八即已，慎勿过剂；下后宜四物汤加炮姜少许，或再加人参调补气血。病邪乘虚入于血室者，最为难治，柴胡养荣汤主之。亦有病中产育，或邪热抟胎而下，尝有病邪随血下泄，不治自愈者。总之，产后气血大虚，以顾定气血为主，特别要审其元气之虚实，病邪之重轻，宜攻宜补据病情而定。

（九）儿科疾病易化燥主用润法

石寿棠指出，小儿稚阳未充，稚阴未长，脏腑柔嫩，易于伤阴，"燥"是小儿疾病的主要病理因素，故应以"润法"为主治。

1. 小儿的体质与用药

小儿如初生之阳，稚阳未充，稚阴未长。稚阳未充，则肌肤疏薄，易于感触；稚阴未长，则脏腑柔嫩；易于传变，易于伤阴。故小儿病较大人尤重，尤当以存阴为第一义。此所谓存阴，非补阴之谓。凡辛燥升散，温燥苦涩消导，皆是耗伤阴液之药，往往阴液被伤，致肝风内动，鼓痰上升，血不营筋，筋急拘挛，致成痉病。稚阳不充，忌用苦寒，以苦寒善伐生生之气，且苦能化燥，化燥则又伤阴，不独伐生生之气而已。金石之品，善定神智，令人发呆；冰片、麝香香燥走窜，最耗心液。宋代钱乙为小儿制六味地黄丸，即取酸甘化阴之义。

石寿棠批判世俗未推六气致病之理，未推六气最易化燥之理；见小儿发热，不问何邪，概曰风寒，辄与辛燥升散，杂以苦温苦涩消导。同时石寿棠还列举了儿科论治中的几种错误，如认为薄荷、荆芥属于辛凉，见到小儿发热就用，殊不知荆芥质燥气香，上升巅顶；薄荷质燥，辛辣异常，稍用三五分参于辛润剂中，配伍尚可；如果独用、多用、频用，即便薄荷一味，也实足耗液，致成痉证；结果见到小儿发痉，又便称惊风，乱投冰片、麝香及金石苦寒之药，以为开窍镇惊，清热祛风；而且很多家传秘法，家藏丸丹，多系如此，误治甚多，尤为注意。还有将"惊"字误作"筋"字之讹，挑筋刺血，强推强拿，其在富贵之家，酿祸尤速。石寿棠在临床中，还经常见到荐医荐方，此医用热，彼医用寒，一日之间，七方十剂遍尝，刀针金石全施；又或送鬼叫魂，此摇彼唤，使患儿无片刻之安；外加重棉厚絮，炉火壶汤，使患儿包裹过热。以上这些都是儿科论治大忌。

2. 小儿痉证论治

石寿棠认为，湿邪作痉另有他因。如《医原·儿科论》："寒与燥同源，风寒乃天地干结之气，干则化燥最速，故《经》谓伤寒为热病之类。"风与热皆属阳邪。风温、温热，为温燥之气。暑有热有湿，为燥中夹湿之气。湿与燥相反，湿不能作痉。就湿痉而言，石寿棠认为，湿性阴柔，不能致强；初起之湿痉，必兼风而成；兼风寒者，主寒燥搏湿治；兼风热者，主风燥搏湿治。

至于内伤饮食致痉，石寿棠认为，是因儿之父母爱惜过甚，故不能为儿节制饮食；饮食不节则脾郁不舒，脾困则不能为胃行其津液，而湿渐停；湿停则泄泻，泄泻久则伤脾，脾伤则血无生化之源；化源既薄，血液日虚，肝失所养，肝阳鼓动，内风辄发，木来乘土，蠕动引缩，此由湿化燥之病，即俗所谓慢惊、慢脾风。慢脾风，是因脾虚而致生肝风者。本脏自病痉，是由于儿之先天薄弱，父母又爱惜过甚，恐儿之寒，著以厚衣，覆以厚被；冬月设以围炉，致儿每日出汗；汗多则亡血，血燥则生风。或又因儿常啼去泪，泪为肝液，液去阴伤，肝阳鼓动，内风辄发，见蠕动引缩之象。然本脏自病，又为六气致痉之根，一感外邪，内风随动，即成痉。此内伤二痉，不外燥湿，而又终于化燥者也。古语云：欲得小儿安，常带三分饥与寒。此为惜儿秘诀。饥与饿不一样，应是饮食清淡有节；寒也不是冻，是不宜厚絮重棉，以免成热病。

婴儿见生客而导致的痉证，石寿棠认为，由儿之心胆血虚神怯，偶有所惊，即以致痉。所谓风者，非指外风，乃内动之肝风为病。其见证，或有汗，或无汗，面色时青时赤，畏见异言异服，梦中呓语，手足搐搦，与六气致痉，神气昏愦者不同，此更为血燥生风之证。小儿诸病，不外燥湿，而又终归于燥者，此即明征。

以上是以外感内伤诸痉为例，来阐述小儿诸病不外燥湿，而又终归于燥的理论。寒之所以化燥，是由于干结的结果。风热暑之所以化燥，是由于阳邪伤阴的结果。湿之所以化燥，必兼风邪而致；湿邪阻滞于经脉，失去津液的濡养则燥化。似此六气皆能化燥之说，与刘完素六气化火之说颇有相似之处。

3. 小儿诊法以望诊为先

石寿棠认为，小儿诊法，首先以色诊为第一。凡神充色泽者，天真必厚，易养而少病。神志呆滞，面色惨淡枯瘁，唇红不泽者，禀赋必薄，难养而多病。其次，再看其先后天气质，如先天亏者，必囟门难合，或齿迟、语迟、行迟，或项软发穗，青络常露。后天亏者，必食少化迟，腹膨泄泻，面色唇舌淡白。

至于滑伯仁提出的小儿望虎口纹法，言"小儿三岁下，虎口看三关，紫热红伤寒，青惊白是疳，淡红淡黄者，斯为无病看"。又谓"纹见下节风关为轻，纹见中节气关为重，纹见上节命关为危，直透三关为大危"。石寿棠认为，此诊法源于《内经》。如《灵枢·经脉》："经脉者，常不可见也。其虚实也，以气口知之。脉之见者，皆络脉也。凡诊络脉，色青则寒且痛，赤则有热。胃中寒，鱼际络多青；胃中热，鱼际络红，其暴黑者，留久痹也。其有赤有黑有青者，寒热气也。其青短者，少气也。"但《内经》所论，泛指诸病而言，不专指小儿一科，滑伯仁男左女右之说未免拘执。而且，滑伯仁"红伤寒"之说，显与《内经》不一致。至于络脉所见长短，审病浅深，故属法程，而"风气命"之说未免杜撰。

诊小儿虎口法的确是诊络脉法之一。诊络脉之法，不仅见于《灵枢·经脉》，他如《论疾诊尺》《血络论》，《素问》之《经络论》《皮部论》《平人气象论》诸篇，也有论述。大抵络脉之纹见于虎口，皮厚则纹隐，皮薄则纹显，血盛则色浓，血少则色淡，气旺则血温而色活，气怯则血寒而色滞。这些都关系到体质强弱的表现。至于发生了病变，血为邪热所沸则色赤，甚至发紫，血瘀而为邪热所腐则色黑，血少而气寒则色白，血滞而气寒则色青。惟淡红淡黄，若隐若现而鲜润者，主无病。以上所述，已为长期临床实践所证实。至于风、气、命三关说，还有待于不断地进行临床检验和进一步的实验研究。

为什么要分为三关呢？《诊家正眼》："食指第一节寅位为风关，脉见为病浅易治；第二节卯位为气关，脉见为病深难治；第三节辰位为命关，脉见为病危难治多死。"寅卯为木之气，故以风气名之，辰则为土之位，病邪由风木而及于脾土，故为病邪重笃的表现。再以脉纹的长短论，病纹仅见于一关，则短而浅；病气溢于三关，则长而深，此皆最易于理解者。

4. 外治慎用按摩，内治注重润法

石寿棠认为，小儿推拿法应慎用，惟小儿内伤饮食证，轻摩其腹，取其转运，可冀小效；若他病用之，则非徒无益，反而有害。针灸为《灵枢》所重，但从无挑手络之理。惟霍乱证，因气闭以致血闭，其络色青黑者，当针尺泽、曲池，以通气血，立时有效。此外非深于针法者皆不可妄针，免伤脉络。

至于儿科用药，石寿棠依旧不忘润法为先，举例如下：

风、寒、燥邪初起，发热、无汗，无论痉与不痉，治以辛润，如杏仁、牛蒡子、桔梗之类；寒重者，加以温润，如葱白、豆豉、鲜生姜之类。风温、温热，治以辛凉，于前辛润法中酌加微苦之品，如桑叶、瓜蒌皮、栀皮、连翘、蔗皮、梨皮、南沙参之类。热重酌加凉润轻品，如银花、菊花、知母、羚羊角片、竹叶、芦根、梨汁、蔗汁之类。客邪鼓动内风，痰涎上蒙清窍，厥时冒不知人，或发痉。前法必佐辛润以开内闭，如白芥子、鲜石菖蒲、姜汁之类。痰涎闭窍，热痰加贝母、天竺黄、天花粉、瓜蒌仁、胆南星、竹沥、姜汁之类；湿痰加半夏、蜜炙橘红之类。

燥火甚者，清燥救肺汤在所必用。夹暑夹湿者，加以辛淡，如蔻皮、

蔻仁、通草、赤苓、淡竹叶、滑石、鲜荷叶、扁豆花之类；夹湿热者，加姜汁炒木通、姜汁炒黄连之类，苦辛开化。阴液亏极者，色瘁窍干，无涕无泪，口痉不能言语，宜速救液，如生地、麦冬、元参、鲜首乌、阿胶、鸡子黄、鲜石斛、玉竹、女贞子、龟板、牡蛎、决明、燕窝之类。

液虚燥甚者，必坚持服药，切勿中途易法，致之不救。其有液虚燥极，又有痰热闭窍，暑湿内伏者，不妨于养液剂中，参以辛润开窍豁痰，辛润又能行水去湿。若本脏自痉病，亦不外救液润燥一法。内伤饮食痉，在湿未化燥时，即须预防后来变痉，及早节制饮食，健运脾阳，如参苓白术散、八仙糕、一味鸡金散之类；若已化燥，又须参以甘平微润，如制首乌、山药、扁豆、沙苑子、枸杞、菟丝、枣仁、阿胶、龟板、淡菜、燕窝之类。客忤痉，由血虚神怯而起，审其实有所因，别无他病，用复脉去参、桂、枣、姜，加枣仁、牡蛎。汗多神不宁，时有恐惧者，加龙骨、整琥珀、整块朱砂，取其气，不取其质，自无流弊。

另外，小儿疳积一证，《医原·儿科论》："鞠通先生谓疳者干也，干生于湿，与内伤饮食痉同一病因。"所谓干生于湿，言病之所由起；而湿已成干，指病之所至极。在湿未成干时，用资生、枳术等丸，疏补中焦，颇为合拍，仿古人"以乐侑食"之义，食后击鼓，鼓动脾阳，使之运化，又以意治病之法。

有因肥甘厚味太过，酿生湿热疳虫者，宜加苦寒辛酸，如连、梅、川椒、使君之类。若湿已成疳，则不独苦寒杀虫，重伤脾胃，不宜误用，即资生等丸，亦嫌刚燥耗液。不过，一味鸡内金散倒是可以使用。同时，石寿棠认为，都中相传一方，温润补脾，辛润通络，一通一补，相需成功，最为妙法。《医原·儿科论》所载"都中方"如下："以全蝎三钱，去毒，烘干为末，每用精牛肉四两，作肉团数枚，加蝎末少许，蒸熟令儿逐日食之，以蝎末完为度。"石寿棠在《医原·儿科论》中解释说："夫蝎色青属木，善窜而疏土，其性阴，兼通阴络，疏脾郁之久病在络者最良。然其性慓悍，不宜独用。牛肉甘温，最善补土。牛肉得全蝎而愈健，全蝎得牛肉而不悍，补脾之体，运脾之用，所以治疳积有殊功。"石寿棠还列举一"华阴李孝廉方"，也觉不错，《医原·儿科论》："又华阴李孝廉方，用大枣百十枚，去核，象核之大小，实以生军，面裹煨熟，捣为丸，如枣核大，每服七丸，日再服，神效。此亦一通一补，润而不燥者也。"石寿棠谓"此二方，不独治疳积有功，凡类于疳积者，旁通触类，实开无限法门"（《医原·儿科论》）。

5. 小儿温病论治要点

小儿温病，证候及治疗与成人基本相同，只是小儿时见惊风抽搐之症，若误治多死。但是给小儿的药物剂量，当比大人所用剂量缩减方可；初起，辛燥药如苏叶、荷梗、荆芥穗之类，切勿多用。小儿乃稚阴稚阳之体，脏气清灵，易趋康复，随拨即应；脏腑柔嫩，易于传变，易于伤阴；若过用辛燥之品，易损伤其阴；阴液被伤，肝风内动，鼓痰上升，血不荣筋，筋急拘挛，则成痉病。小儿之下证，因不能言，既不知其谵妄，复难验其舌苔，惟见唇赤而燥、小便赤、大便秘或黄臭水、心下至少腹有胀硬处，即是下证。

石寿棠

后世影响

一、历代评价 🦩

（一）著作评价

石寿棠现存通行的《医原》《温病合编》两部著作，篇幅均不大，如《医原》90000余字，《温病合编》65000余字，后世相当重视。

《医原》成书之后，被清代医家沈菊人所珍藏并获得好评。如在《中国医学大成》所载张声驰《医原·跋》中云："吕君伯仁叩关而入，袖书一卷，曰：此名石孝廉芾南先生之《医原》，而为吾师沈菊人先生所珍藏者也。读其自序，知孝廉胸储经济，学有渊源……洵属医林之宝筏，寿世之慈航也。"另，张声驰在《医原·序》中又云："近得石孝廉《医原》一书，其立论在先识人身内景，脏腑形质，营气卫气，五行生克，百病提纲，及手足各经阴阳表里之义。次及内伤外感，儿病女科，标本虚实，无不洞悉原委，深中病机。又次则述及药性，有论无方，脱尽窠臼，视世之拘拘然守成方者，相去爰啻霄壤。"由此可见，石寿棠的学术观点被当时江浙一带医家所推崇，并在当时的一些医著中推广石寿棠的诊治经验方。如何廉臣的《重订广温热论》在"验方妙用"卷中，明确标明援引《医原》方处9次，还提到"毒盛者清营解毒，加减银翘散（《医原》方）最妙"。而且在伏气温病的湿火与燥火方面，何廉臣引用和推衍石寿棠之说，也是明证。可惜的是，石寿棠所著《医原》虽有刊本（1861），但在曹炳章先生时已慨叹"湮限不传"。

有鉴于此，任应秋教授主编的《中医各家学说》中有专门章节评述石寿棠独到的学术见解。其中记载："石氏为清道咸间安东（江苏涟水县）人，著《医原》二卷，包括医论二十篇，议论风发，分析入微。其中，《百病提纲论》一篇，分析燥湿二气，极为精审。""石寿棠的《望病须察神气论》，原载于所著《医原》中，发挥望诊最全面，无出其右者。"《中医各家学说》一书对望色、部位、形窍、胸腹脏腑部位、内病外形等的望诊方法及其在辨证上的意义均有具体的阐发。其中特别强调察神气的重要性。任应秋认为"人之神气，栖于二目，而历乎百体，尤必统百体察之"。其临床意义在于"察其清浊，以辨燥湿；察其动静，以辨阴阳；察其有无，以决死生……如是而望始备，而望始神"。《医原》其立论在乎先识人身内景、脏腑形质、营气卫气、五行生克、百病提纲及手足经络、阴阳表里之义，次及内伤、外感、儿病、女科，标本虚实，无不洞悉原委，深中病机。又次则述及药性，有论无方。书中旁征博引，深入浅出，多发古人所未发，对许多问题有独到见解，给后人不少启迪。

至于《温病合编》，郭振球教授则认为："石氏治学推崇叶天士、吴鞠通、戴麟郊，主张博采诸家，穷流溯源，特别对温毒证治、疫痧源流症状鉴别，论述尤详，发人深思"。

（二）学术评价

石寿棠作为清代著名医家，世医出身，儒医兼习，虽七世业医，但历史记载资料较少。石寿棠自幼学习勤奋刻苦，后来中举成名，步入仕途，仍不辍医学，且医术精湛，擅长温病、内科、妇科、儿科等，并多有理论建树，其师承新安学派余国珮、温病学派吴鞠通两位大家，又取法喻嘉言、张景岳、吴又可、叶天士等，博采各家之长，并同时融合家教，折衷西说，针砭时弊，立论新颖，不落俗套。其著作中的学术见解，得到后世医家的重视和赞赏。

方春阳撰文说，石寿棠有许多独到的学术见解。如本《内经》之"开阖枢"学说，强调要重视少阴、少阳的枢机作用；又本《内经》"心者，君主之官也……故主明则下安，以此养生则寿，殁世不殆"之旨，主张治内伤须下"养心功夫"。又如，察舌之发挥叶天士，论脉之源本张景岳，强调知常达变，方能切中病机。

陈林艳等学者指出，《医原》一书，从理论到临床，从治疗到用药，无一不备，然书中过于强调燥湿，未免有偏颇之嫌。茅晓认为，石氏医学积七世临证经验倡言"燥湿"论，是起源于临床又指导临床的重要学说；尽管临床辨证千变万化，但从燥湿两端阐析病机，对许多病证的诊治不失为高屋建瓴的重要方法。笔者认为，从《内经》伊始，虽有不少文献讨论"燥湿"，但并未将之作为"百病纲领"；石寿棠受余国珮之影响，彰显"燥湿"理论的重要性，对于中医学的理论发展有重要的影响。如清末名医雷少逸有谓"土寄于四季之末，四季皆有湿气"，可谓对湿邪致病早有深彻领悟。

总之，石寿棠重视阐发疾病之原，其在重视天人相应和阴阳五行的基础上力推"燥湿二气为百病纲领"的观点，在病因、病机、辨证、诊断、治疗以及药性理论等方面均有独到的见解。如病因方面，提出不论外感、内伤，总由燥、湿所化。治疗方面，提出外感不外使燥湿之邪有出路，内伤则随燥湿病变之所在脏腑而分别施治。如以消渴而言，病初虽多见阴虚燥象，病至后期往往演变为阴虚夹湿、夹瘀之"本虚标实"证。石寿棠深刻地阐述了这种燥湿病邪的转化机制，即所谓"燥郁则不能行水而又化湿；湿郁则不能布津而又化燥"。湿病而过用温燥、苦寒，则湿从燥化；燥病而过用滋润和腻补，则燥可化湿，提示临床辨证用药必当慎之又慎。石寿棠认为，"古人论药性，多言气味，少言体质……病有燥湿，药有燥润。凡体质柔软，多汁多油者，皆润；体质干脆，无汁无油者，皆燥。然润有辛润、温润、平润、凉润、寒润之殊，燥有辛燥、温燥、热燥、平燥、凉燥、寒燥之异，又有微润、甚润、微燥、甚燥之不同"。对于具体药物，亦以燥湿为纲进行分类以便于临床选用。凡此种种，彰显出石寿棠"燥湿"学说之重要性，应当仔细挖掘、整理与研究，以促进其传承、发展与运用。

二、学派传承

石寿棠为淮安名医，所处时代及地域名医辈出，石寿棠从师众多。基于对相关资料的整理和分析，现将其师承关系大致展现在下图之中。

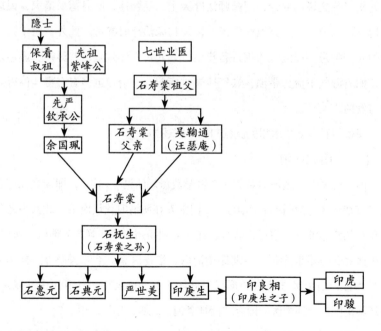

石氏医学世家第九代传人，石寿棠之孙抚生（1867—1957）深得祖传医术，善治暑湿、伤寒、妇科方面的病证，亦为一方名医。据《淮阴市卫

生志》记载："石抚生（1867—1957），字养泉，涟水人。其曾祖在清朝做过御医，祖父石寿棠亦为清代名医。抚生从父习医，年幼时便深得祖传医术，善治暑湿、伤寒、妇科等病；清光绪二十六年（1900）在涟水县城开始行医，1920年到新安镇行医并开设'开元永药店'，1948年去滨海行医。石抚生医德高尚，医术高明，其门生亦名闻乡里。"此后，石抚生后人石惠元、石典元不知学医与否，但授徒严世美、印庚生，随后印庚生之子印良相传递石氏之学，又授其子印虎、印骏。以上便是石氏医学世家传承之大概。

石氏医学世家在温病学方面，从病因病机、辨证论治到理法方药，宗刘完素三焦之说而立论，用药师法叶天士、吴鞠通，同时博采诸家，说理宏博，可供学习、研究温病学说，以及临床治疗时参考。此外，对于妇儿科的某些疾患亦以燥湿为纲进行辨治，如儿科六淫致痉，有湿痉、燥痉之分；妇科湿气下流为带浊，燥气搏聚成癥瘕等，治疗也多有心得，值得研究与发扬。

现就与石寿棠学术相关流派归属，概述如下。

（一）山阳医派

山阳医派是以地域命名的一个医学流派。所谓"山阳"，即今之江苏省淮安市楚州区（楚州原名山阳县）。因淮安在明清时代设府治，故其中还包括现在的江苏淮安、宿迁、盐城、连云港和扬州、徐州等部分地区。所以，山阳医派又称淮医学派、苏北医学流派、淮扬医派、淮海医派等。据相关资料考证，山阳医学流派的形成时间距今有200余年。自清代中叶以来，在江苏范围内谈到中医，即有"南推孟河，北数山阳"之说。

山阳医派继宗师吴鞠通之后，名医接踵而起。据不完全统计，清代及民国时期有名医500余人。山阳医派以清代著名温病学家吴鞠通最为有名。

据《温病条辨·汪序》记载，吴鞠通少年时期，"秉超悟之哲，嗜学不厌，研理务精，抗志以希古人，虚心而师百氏"。据《温病条辨》自序记载，吴鞠通十九岁时，其父因病多方医治无效故去。其见时医俗医一不能"确识病情之寒热虚实燥润"，二不能"精察药性"，或则胡乱投药，或则束手无策，因此"愧恨难名，哀痛欲绝"，遂而发愤学医。吴鞠通后侨寓京师，在抄写《四库全书》过程中获益良多，加之自身努力，终成一代温病大家，著《温病条辨》一书，领军山阳医派。山阳学派，后被称为"淮医"。如民国文人顾竹侯，在韩达哉《医学摘谕》序言中说道："吾乡襟淮带海，代产名医。自吴鞠通先生著《温病条辨》一书，发明伤寒、温病之异，与夫三焦受病治法之不同。嗣是医家始不囿于仲景之论，所以生枯起朽者，不知其几千万人也。吴书既风行一时，淮医遂有声于世。后学继承余绪，精益求精，卢扁不可偻指数……"

民国初年，因淮安山阳县和陕西山阳县同名，故撤销淮安的山阳县，淮安府改名为淮安县，所以山阳医派改称"淮医学派"，简称"淮医"。同时，因在江苏范围内有苏南、苏北之称，晚清期间继吴鞠通之后，在楚州（淮安）又出现"淮扬九仙"之一的刘金方和"苏北三大名医"之一的张治平。所以，苏南地区的中医又称淮安地区中医为"苏北医学流派"。石寿棠生于涟水县，也是山阳医派或者淮医中的重要一员，在《淮阴市卫生志》中也有收录和记载。

（二）新安医派

新安医派也是以地域命名的医学流派。其发源于新安江流域的古徽州地区，肇始于南宋，鼎盛于明清，迄今已有1000多年的历史。现新安医派主要是以安徽省古新安地区（歙县、休宁、绩溪、祁门、黟县、婺源）为核心的地域性综合性中医学术流派，在中医药文化和学术的发展方面发挥了重要作用。新安医家将儒学与易学之说援入医学，既发展了医学，又丰富了徽文化。新安儒医及其众多著作对中医学、徽州域外医学均产生了重要的影响。石寿棠在《医原》当中多次提及的"春山先生"，就是隶属于新安医派的清代医家余国珮。余国珮，字振行。清代婺源县沱川人，国学生。据光绪八年《婺源县志》卷三十五的《人物·义行》记载："余国珮……为人温恭沉静，中年弃儒习医，悟《参同契》而得医家三昧，名噪于时……著有《痘疹辨证》二卷、《燥湿论》一卷、《医案类编》四卷、《吴余合参》四卷、《金石医原》四卷、《医理》一卷，有抄本流传。"现安徽中医药大学图书馆藏有余国珮于清咸丰元年（1851）所著，蒋希原宣统二年（1910）的精抄本《医理》1卷；余国珮于同年所著，刘祉纯抄本《婺源余先生医案》1卷。《医理·自序》："珮趋庭之暇，先严多言医理，每参考古书有所补述，发明前人之未备，法简而理赅。内伤则从性命源头立论，外感独揭燥湿为纲。脉法去繁从约，以刚柔二脉辨其燥湿，以圆遏两字探病情之进退，以浮沉缓数大小六脉察病机之转变，以神气之有无验其死生，脉法已无剩义矣。至于《本草》一书，古人但言药之性味，未言体质之燥润。今明辨燥润之品，用以治湿燥之病，其理明显，令人一阅了然，再能审确病情，自无不效。"而且，《医理》首列六气独重燥湿论、湿气论、治湿法、燥气论（附治法）等篇。由此亦可看出，石寿棠受其燥湿理论影响至深。如今，中国中医药出版社出版的《新安医学精华丛书》中就收有关于余国珮学术成就的介绍。余国珮创制的治燥、治湿诸方，如解燥汤、清金解燥汤、安本解燥汤、助液汤、泽生汤、甘雨汤等，立意新颖，特色明显，后世应用较多。尤其是余国珮对燥邪的发病季节、病机变化、治法用药的认识，多有发前人所未发之处乃至独到的见解，不仅深化了对燥邪的理论认识，且对燥邪病证的临床论治具有指导意义。这对于石寿棠认识燥湿有着重要的影响,《医原》里的多数观点都源于余国珮的思想和传授。

（三）温病学派

温病学派是明代末年以后，在南方逐渐兴起的，以研究外感温热病为中心的一个学术派别。明清之际，温疫流行猖獗，尤以江浙一带为著，且该地区气候溽暑，热病盛行，客观上促使江浙诸医家对温热病进行诊治和研究，并由此逐渐形成一个学派。继吴有性著《温疫论》（1642）提出疫病流行之特点及治疗之法当与《伤寒论》有所不同之后，江浙地区又相继出现了一些相关的新理论与治疗方法。其共同特点是，认为"温热病及瘟疫非伤寒"。对这些新理论及其治疗方法的阐发，成为其后"温病学派"之先声。

叶天士（1667—1746）乃是温病学派的代表人物之一。其后，又有在学术上毫无门户之见的吴鞠通（1758—1836），在全面研究上迄《内经》、张仲景学术，下至吴有性和叶天士的相关学说之后，将温病传变与脏腑病机联系起来，提出将温病分为上焦（肺与心）、中焦（胃与脾）、下焦（肝与肾）三个阶段，即所谓"三焦辨证"。明清时期的温病学家，多产生于以苏州为中心的江苏、浙江地区，主要与该地区当时经济、文化、科学的发达，以及河流密集、交通便利、人口流动大，温病流行频繁等因素有密切关系。正是由于这一时期温病学家及其他医家对温病的医疗实践和理论上的发展，使温病在理、法、方、药上自成体系，形成了比较系统而完整的温病学说，从而使温病学成为独立于伤寒的一门学科。温病学既补充伤寒学说之不足，又与伤寒学说互为羽翼，使中医学对外感热病的理论、诊断与预防等，向着更加完善的方向发展。

石寿棠曾学医于吴鞠通，并深受其学术影响，著成《温病合编》一书，成为温病学派中的一位医家。其对于温病学的认识及创见可从《温病合编》中看出梗概。石寿棠认识温病源溯于《素问·热论》，强调伤寒与温病之不同；其集成王叔和、张景岳、吴又可、喻嘉言等医家对温病病因、证治、预后的辨析，详细地阐述温毒证治、疫疹源流及症状鉴别；其在温病总纲之后，对风温、温热、温疫、温毒、暑温、伏暑、湿温、秋燥、冬温、温疟、寒疫等，除详其大纲之外，对症状辨析尤为详加论述。如其分表证为发热、恶寒、寒热往来、头痛、头重等17个症状，将里证分为躁、呕、渴、不渴、口苦口甘、齿燥、耳聋等39个症状。并有五兼证、十夹证、遗证，以及妇人、小儿温病等。在论治方面，石寿棠力主从三焦立论，推崇叶天士、吴鞠通、戴麟郊有关温病证治方药的学说，以取长补短。另外，石寿棠对温毒所致疾病也较为重视，如疫痧烂喉、大头瘟、绞肠瘟、虾蟆瘟、软脚瘟、捻颈瘟、瓜瓢瘟、杨梅瘟、疙瘩瘟等均有发挥，论治明确而具体，对后世温毒的辨证论治具有借鉴意义。总之，石寿棠的温病学说，从病因病机、辨证论治到理法方药，法宗刘完素三焦论；遣方用药师法叶天士、吴鞠通，并博采诸家，说理专精，可供探讨温病学说及临床诊治参考。

三、后世发挥

　　石寿棠在《医原》中提及的一些用药组方思路，后来也被人总结成方剂运用到临床当中，如何廉臣的《重订广温热论》，在"验方妙用"卷中明确标明援引《医原》方9次计8条。兹摘录如下：

　　（1）芳淡轻剂，如葱豉汤调天水散（《河间六书》方）、茵陈五苓散（《金匮要略》方）、藿朴夏苓汤（石芾南《医原》方）、藿朴二陈汤（樊师验方）等。

（2）芳淡重剂，如六神通解散（《局方》)、茵陈胃苓汤（万密斋《幼科发挥》方)、加味五苓散、加味二陈汤（石氏《医原》方）等。此皆芳香辟秽，辛淡化湿类方剂，为治湿温湿热湿重挟秽之初方。

（3）热重而风轻者，清透佐以辛散，加减银翘散（石寿棠《医原》方）、加减普济消毒饮（吴鞠通《温病条辨》方）二方为妙。

（4）湿火宜缓下，如茵陈蒿汤（《金匮》方）、加味小陷胸汤（《医原》方）、小陷胸汤合朴黄丸（程国彭《医学心悟》方）、三黄枳术丸（东垣《脾胃》论方）、神芎导水丸等。

（5）痰火宜降下，如小陷胸合加减半夏泻心汤（《医原》方）、承气陷胸汤（《温病条辨》方）、漏芦橘皮汤（《外台》方）、牛黄散（《河间六书》方）、加雪羹（《古方选注》方）、加味皂角丸（《金匮翼》方）、凉膈散加葶苈子、甘遂、白芥子、姜汁、竹沥（《医通》方）等。

（6）一为发汗利溺，如六神通解散（《局方》)、凉膈去硝黄合天水散、六一葱豉汤（《河间六书》方）、五叶芦根汤（《湿热条辨》方）、燃照汤（王氏《霍乱论》方）、藿朴夏苓汤（《医原》方）、新定达原饮（樊氏验方）等。

（7）辛凉开达，其法有二：一为宣气达卫，使伏邪从气分而化，卫分而解。兼风者透风于热外，刘氏桔梗汤、加味栀豉汤二方最灵而稳；挟湿者渗湿于热下，五叶芦根汤、藿朴夏苓汤二方亦轻而灵；使风湿不与热相搏，从或汗或而外解，则伏热势孤，自易整肃。一为透营泄卫，使伏邪从营分而透，转气分而解。毒盛者清营解毒，加减银翘散（《医原》方）最妙，羚地清营汤（《验方传信》方）、犀角大青汤、凉血解毒汤、犀地桑丹汤（樊师验方）四方亦可选用。

（8）清火兼消痰者，因伏火熏蒸津液，液郁为痰，故兼用化痰药以分消之。法宜苦辛开泄，如小陷胸汤、黄芩加半夏生姜汤（皆《伤寒论》方）、石膏大青汤（《千金方》）、黄连温胆汤（《观聚方要补》方）、连朴饮、昌阳泻心汤（王氏《霍乱论》方）、加味小陷胸汤、加减半夏泻心汤、加味连茹橘半汤（皆《医原》方）等，皆可选用。

另有援引石氏犀地汤几处，如："挽救之法，须审其火重而便通者宜清，石氏犀角地黄汤主之。""若服后犹不清醒，反昏厥不语，全不省人事者，则邪热直陷心脏，极深而重，急用新定牛黄清心丸或安宫牛黄丸，甚或瓜霜紫雪丹调入石氏犀地汤剂中以开透之，犹可十全一二。""石氏犀地汤：白犀角（一钱）鲜生地（一两）青连翘（三钱）银花（二钱）广郁金（三钱）雅梨汁（一瓢）淡竹沥（一瓢）姜汁（二滴）鲜石菖蒲根叶（钱半）先用活水芦根二两，灯心一钱，煎汤代水。按：此方凉血开闭，泄热化湿，凉而不遏，润而不腻，用药最为空灵；善治邪传包络，化燥伤阴，神昏谵妄，舌赤无苔等证，屡用辄效。如或不应，再用瓜霜紫雪丹，或新定牛黄清心丸，透热宣窍，功力尤胜。"此方标明石氏，但未明确说是石寿棠方，但从其按语"润而不腻"，恰能反映出石寿棠用药之特色。所以针对何廉臣的《重订广温热论》引用《医原》方，有助于我们探讨石寿棠临床遣方用药之特色。

石寿棠重视燥、湿二气为纲的诊治思路和用药特点，在现代中医临床上也时有运用。如临床常见的中风、眩晕、胸痹、胃脘痛、肠癖等，大多类似于现代医学所谓的心脑血管及消化道疾病，日趋高发，各种祛湿方法、方药的妥恰使用与拓展应用对于提高其疗效尤为必要。而对阴虚津伤多见的中医热病、消渴、秋燥、百合病等，则当重视燥邪辨证和不同润药的配合运用，方可使药以对证，其病向愈。诚然，燥湿大证确有单独出现的情况，但严格地说，燥湿之邪又常可兼杂诸邪为犯，甚至出现燥湿同病或燥湿相兼之证。诚如石寿棠所言，有病虽纯而夹以他病则立方要有变通，燥病需防其夹湿，湿病需防其夹燥，故表里寒热虚实，固当分明；标本先后轻重，尤宜权变。就临床实际而言，阳虚里湿之体复感外燥，则可见里湿外燥之证；阴虚内燥之体复感外湿，则见内燥外湿之证。肺主燥而脾主湿，肺脾同病，每见肺燥脾湿；脾恶湿而肾恶燥，脾肾同病，也可见脾湿肾燥之证。如秋燥之邪侵袭肺卫，肺气失宣，津液受损；脾运失畅而致水湿内停，形成上燥下湿之证，出现干咳少痰、咽干唇燥、腹胀便溏的临床症状；又如肺肾阴虚之体患湿痰咳喘之证，遣用当归、熟地黄润养阴血，合二陈汤燥湿化痰的金水六君煎汤证，都是燥湿相兼、燥湿同病之明证。

细究《医原》《温病合编》两书，未明确提出有石寿棠的自拟方，但是后世著作在援引石寿棠方药时，据其意总结出其创制的几首名方，只是石寿棠在原书中并未记载用药剂量。兹简要介绍如下：

1. 藿朴夏苓汤

组成：藿香、川朴、姜半夏、赤苓、杏仁、生苡仁、白蔻仁、猪苓、淡香豉、泽泻、通草。

主治：湿温初起，身热恶寒，肢体困倦，胸闷口腻，舌苔薄白，脉濡缓。兼风者，汗出恶风；兼寒者，恶寒无汗，前法酌加苏梗、桔梗、豆豉、葱白、生姜之类；邪在经络，一身掣痛，酌加桂枝、水炒防己、秦艽之类，以开毛窍经络之壅；兼暑者，面赤，口渴，心烦，前法去蔻仁，酌加扁豆花、鲜荷叶清香辟秽，连翘、山栀、滑石轻清微苦淡渗，以解暑湿热之结。

按语：本方源自《医原》卷下，但书中既无方名，又无用量用法，后何廉臣《湿温时疫治疗法》引之，始冠名曰"藿朴夏苓汤"，并加上了用量及用法。本方以藿香芳化宣透，疏邪解表，化湿和中；厚朴、半夏、白蔻仁燥湿行气，宽中快脾；杏仁轻开肺气于上，使气化湿行；茯苓、苡仁、猪苓、泽泻淡渗利湿于下，使水道通畅，邪有去路。诸药合用，可使表里之湿内外分解。本方与三仁汤均有三仁、半夏、厚朴、通草，都可宣上、畅中、渗下以除湿热，皆治湿温初起，邪遏卫气，表里合邪，湿重热轻之证。但本方尚配藿香、二苓、泽泻，解表之功较胜，适用于表证明显者。方中通草，严鸿志所著《感证辑要》中作"淡豆豉"。

2. 蒌薤六仁汤

组成：瓜蒌皮、甜杏仁（去皮，杵）、春砂仁（拌捣）、净郁李仁、干薤白（白酒捣洗）、光桃仁、松子仁（去衣）、柏子仁。

主治：风去燥存，里急抑郁，胸膈痹痛，大便不爽，甚或燥结而腹痛；舌苔黄白相兼，扪之不掉，脉右沉实而小，左弦小而涩。

按语：近代何廉臣认为，此辛通滑降，流利气机之剂。方用瓜蒌皮、干薤白及春砂仁、郁李仁，宽胸宣痹，辛润滑肠为君；臣以桃仁、柏子仁，直达幽门，解燥结以除腹痛。然肺与大肠相表里，肺燥则大肠亦燥，故佐以杏仁，润肺气以滑大肠；使以松子仁，清芬甘润，以疏气机。气机一畅，大便自解，胸痹自开。因燥在上，必乘肺金；燥于下，必乘大肠，此一定之势。是方较通幽润肠汤更为稳健。夹食者，加蜜炙小枳实一钱五分、生莱菔汁一瓢分冲。痰多者，加瓜蒌仁五钱、竹沥半夏二钱。此为治秋令感伤，风去燥存，肺痹肠燥法。取蒌、薤之辛润滑降，流畅气机，上开肺痹，下润肠燥，用以为君；臣以杏仁、砂仁，味辛气薄，宣透上焦；佐以郁李仁、桃仁、松子仁、柏子仁，味辛体润，润肠开秘。其构思之巧，选药之精，即使胸痹咳喘，痰阻气痹，津枯肠燥者，用之亦颇稳当，并非限于秋燥一证。

3. 润燥渗湿汤

组成：化橘红（蜜炙）、白芥子、鲜石菖蒲（冲）、生薏仁、炒牛蒡子、白芷、连翘心、滑石、活水芦根、丝通草、细辛，灯心煎汤代水。

主治：秋凉风燥，搏遏湿热，内蒙清窍，神识昏迷；咳痰不爽，内热心烦，大便不畅，溺赤短涩。舌白兼黄，望之似润，扪之却燥；脉右寸遏而不显，左沉弦而数。

按语：何廉臣认为，此方为辛开上达，芳淡下渗之剂。吴鞠通曰："肺感凉燥，脾伏湿热。"此乃喻嘉言所谓秋日燥湿。因秋燥一证，承长夏土郁蒸之余气，渐积于中，随秋令收敛，而伏于肺脾之间。且待秋深燥令大行，与湿不能相容，发而为病，有肺燥脾湿两难分解之势。故用化橘红、炒牛蒡、白芥子、白芷，辛润流气，善能开透为君；臣以石菖蒲、连翘、生薏仁、滑石，芳透淡渗，开闭化湿；妙在芦笋、细辛，一则甘淡凉透，一则辛润而细，既能透表，又能通里，畅气机以开气闭。气为水母，气开乃能行水。气以养神，气宣则神自清；使以通草、灯心，轻清甘淡，宣肺气以清心神。是为凉燥包湿，湿郁热蒸，气不化津，三焦分解之良方。

此流湿润燥，芳淡化湿之法。长夏湿令，中虚食少者，未免脾土蕴湿。白露霜降之间，露冷霜肃，燥气乃行，同气感召，肺薄燥邪，而成肺燥脾湿之势。欲润肺燥，而凉润之品，有碍脾湿；欲化脾湿，则温燥之品，与肺燥相悖。两相掣肘，左右为难。石寿棠于法外求法，取牛蒡子、白芷、白芥子等辛润滑利之品，流湿以润肺燥，用石菖蒲、生薏仁、滑石等芳香甘淡之品，驱湿下行。可谓两全之策，非通达义理者，焉能有此功夫。

4. 加减凉膈散

组成：凉膈散，去柴胡、升麻、黄连，加马勃、僵蚕、银花、元参、牛蒡、蓝根。

主治：耳前、耳后、颊前肿者。

按语：耳前、耳后、颊前，皆少阳经脉所过之地。肿甚耳聋者，两少阳之脓皆入耳中，火有余则清窍闭。治法为清上泻下解毒。此方皆系轻药，总走上焦，宣肃肺气，而加化清气之马勃、僵蚕、银花，得轻可去实之妙；再加元参、牛蒡、蓝根，败毒而利肺气，补肾水以上济邪火；去柴胡、升麻者，以升腾飞越太过之病，则不当再用升法。去黄连者，以其为里药，初起病未至中焦，不得先用里药干犯中焦。

5. 藿朴夏苓汤运用举隅

石寿棠名方之一的藿朴夏苓汤，当今临床运用日趋广泛。有学者统计了 1986—2010 年国内数十种中医、中西医结合期刊等有关文献，得到藿朴夏苓汤临床应用的论文 79 篇，共涉及病种 51 种。其中，内科 36 种（包括内科杂证 9 种），儿科 5 种，皮肤科 4 种，温病 3 种，妇科 2 种，口腔科 1 种。举例如下：

案例 1：头痛案

张某，女性，30 岁，公司职员。2008 年 3 月 7 日，因头痛 12 天就诊。病前有反复多次外感病史，自服"维 C 银翘片"后，外感症状均可缓解。但 2 周前复感后头痛剧烈，并伴发热、呕吐，曾行腰穿和头颅 MRI 检查，疑诊"病毒性脑炎"，予西药抗病毒治疗效果不佳而要求中药治疗。初诊时症见：头痛剧烈，胀重如裹，身热不扬（测体温 38℃左右），微恶寒，少汗，腹胀身重，纳呆食少，倦怠神疲，舌质红、苔白黄相兼而厚腻，脉濡数。证属湿浊内阻，清阳不升。治宜芳香化湿、宣通窍络为主，用藿朴夏苓汤加白芷、薄荷治疗。处方：藿香、厚朴、制半夏、猪苓、泽泻、淡豆豉、白芷、薄荷各 10g，茯苓 12g，薏苡仁 20g，白蔻仁 15g，杏仁 6g，水煎服，每日 1 剂，共 3 剂。

二诊：症见恶寒消失，时有汗出，热度有所下降，头痛胀重如裹未减，余症同前。上方基础上去薄荷，加川芎 10g 活血通经止痛。3 剂后身热退，头痛明显减轻，腹胀身重消失，胃口好转能进食粥面等半流饮食，厚腻苔变薄。效不更方，续进 3 剂，发热头痛完全缓解，舌苔厚腻退去，精神好转，纳食正常；舌淡红、苔薄白稍腻，脉细。

三诊：因再次复感，出现咽痛、轻咳无痰，舌尖红。守二诊方加金银花 10g 清热解毒，水煎服，每日 1 剂，共 6 剂，诸症痊愈，好转出院。

按语： 本案发病于春末夏初，南方正值多雨潮湿之时，湿邪当道。初起表证明显，病程反复缠绵，湿浊内阻，气机不利，上蒙清窍，郁而化热，选藿朴夏苓汤加味治疗。因此方具有"开上、畅中、渗下"作用，能宣化表里之湿邪。一诊时兼有表证，故加薄荷疏散风热、清利头目；白芷解表祛风、燥湿止痛。二诊时，头痛胀重明显，加川芎与白芷配伍，增强祛风止痛之功，同时活血通经，可通达气血、开郁而止痛。三诊时，复感热象偏重，加金银花清热解毒。全程针对"湿"邪为重，除"湿"为施治的关键，使湿去而热孤，取得较好的临床疗效。

案例 2：胃脘痛案

老某，男，55 岁，2004 年 11 月 29 日，因胃脘隐痛 1 年余就诊。来诊时症见胃脘隐痛，饥饿时明显，伴反酸嗳气，口黏苦；纳差，睡眠一般，大便每日 1～2 次，成形、无排便不适感，小便如常；舌淡红，苔黄腻，脉弦细；2004 年 5 月 18 日，本院胃镜检查结果显示：慢性浅表性胃炎伴糜烂。诊断为胃脘痛（脾胃湿热型），治以清化湿热、行气安中。处方如下：藿香、川厚朴、法半夏、佛手各 12g，延胡索、郁金、紫苏梗各 15g，山栀子、广木香（后下）各 10g，茯苓、柿蒂、麦芽、珍珠母（先煎）各 30g。7 剂，每日 1 剂，水煎，分 2 次饭后 1 小时温服，并嘱患者注意饮食起居。

一周后复诊：胃痛明显减轻，嗳气减缓，稍反酸，口稍苦，纳增，睡眠佳，二便可，舌淡红，苔薄黄，根部仍黄腻，脉弦细。湿已去半，续以清热利湿，酌加清热之力。上方去延胡索、山栀子、珍珠母，加黄芩12g，蒲公英30g。服药2周，诸症逐渐消失，食欲增加。2个月后胃镜复查为慢性浅表性胃炎(轻度)，再次提醒患者需注意饮食清淡和生活起居有节，随访半年未再发作。

按语：慢性胃炎是临床常见病，湿热证为其主要证候之一。气候湿热的岭南地区患者尤其多见，舌苔黄腻为该证候所必见。临证根据舌苔黄腻厚薄、苔黄口苦之差异，应用芳化、苦温、淡渗治湿之品治疗。但遣方用药时当有所偏重，如黄腻苔厚者，可易藿香为石菖蒲15g，加白蔻仁10g(后下)。此外，结合病证特点，方中须加理气止痛、和胃降逆之药，以达标本兼治之效。

案例3：面部痤疮案

袁某，女，23岁，2013年1月23日初诊。患者2011年去北方上大学后，开始出现面部痤疮，2年来痤疮反复发作；多为颜面部，以唇周为甚，色红，或有脓疱；唇周、鼻翼及额头油脂较多；大便每2日1次，量少欠畅；苔薄黄，脉细弦。辨证属湿热内阻，治以清利湿热，拟藿朴夏苓汤加减：白蒺藜、薏苡仁、蒲公英各30g，桑白皮16g，土茯苓、滑石(包)各15g，桔梗、法半夏、制大黄、枇杷叶、地骨皮、黄芩、乌梢蛇各10g，厚朴、炒枳壳、竹叶各6g，绿萼梅5g，通草、生甘草各3g。连服3周，痤疮消失，大便通畅。

按语：面部为阳明经所过之处，患者过食辛辣肥甘之味，生湿蕴热，湿热循经上攻颜面，郁聚毛孔，发为痤疮；湿热积滞，运化失司，故见便秘。陈实功《外科正宗》："粉刺……胃中糟粕之味，熏蒸肺脏而成。"其在用藿朴夏苓汤清利阳明湿热的基础上，佐以黄芩、枇杷叶、桑白皮、地骨皮、蒲公英清肺泻热；用薏苡仁、白蒺藜、乌梢蛇滋润肌肤，美容养颜；制大黄泻下导滞；炒枳壳、绿萼梅行气宽中；生甘草清热解毒，调和诸药。

案例4：高热不退案

女，南京某师范院校艺术类研究生，2000年6月23日因不明原因发热收住该医院。实验室检查：血常规、疟原虫、尿常规、大便常规均无异常。西医诊断为上感，历用抗生素、抗病毒、激素治疗，及支持补液1周，仍然持续高温40.5℃左右。又经复查血常规、疟原虫、心电图、胸片、脑地形图、血培养、骨髓检查等均无异常。无奈慕名请沈凤阁教授会诊。症见患者高热，头重身困，少汗，并感胃脘部痞满，口淡口苦，不思饮食，面色萎黄，舌淡暗，苔黄腻，脉濡数。证属外感湿邪，湿阻气机，郁久化热。治以清热利湿。方选藿朴夏苓汤加减：藿、佩梗各12g，川朴10g，半夏10g，猪苓、茯苓各15g，白豆蔻6g，杏仁10g，生苡仁30g，砂仁5g(后下)，黄连6g，栀子10g。每日1剂，水煎服，分早晚2次服。患者服下1剂药后，即开始出汗，解大量黄色小便，高烧退去，头身困重减轻。继服2剂，症状完全消除，恢复正常。

按语：此案应属暑温夹湿。发病季节正当南京梅雨季节，暑湿当令；暑邪致病有明显的季节性，主要发生于夏至以后，立秋以前。如《素问·热论》："先夏至日者为病温，后夏至日者为病暑。"因暑季气候炎热，热蒸湿动，使空气中湿度增加，故暑邪为病，常兼夹湿邪侵犯人体。其临床特征除发热、烦渴等暑温症状外，常兼见四肢困倦，胸闷呕恶，大便溏泻不爽等湿阻症状。正如宋代严用和在《济生方·暑》中所曰："是以暑喜伤心，令人身热头痛，状类伤寒……甚则昏倒不知人，手足微冷，烦渴口燥，或吐或泻，或喘或满，此皆暑气之所为也。"中医治湿有三法，即芳香化湿、苦温燥湿、淡渗利湿。藿朴夏苓汤融治湿三法为一方，外宣内化，通利小便，可谓治湿之良剂。然是证高热口苦，苔黄脉数，藿朴夏苓汤疏表化湿力胜，而清暑热之力不足，故再加黄连、栀子与王氏连朴饮合方，是方擅清化中焦湿热。案中患者脘痞纳差，湿阻中焦可知。黄连，厚朴相伍，辛开苦降，温清并用，利湿又清热，能开上、畅中、渗下，宣化表里之湿邪，正如石寿棠所说："启上闸，开支河，导湿下行，以为出路，湿去气通，布津于外，自然汗解。"

案例5：过敏性鼻炎案

某男自述经常鼻塞不通，遇外界因素刺激鼻痒和连续喷嚏。西医检查诊断为过敏性鼻炎。舌质偏红，舌苔薄白腻，脉滑。拟方：藿香15g，厚朴15g，法半夏15g，茯苓15g，泽泻15g，杏仁15g，砂仁12g，白蔻仁15g，薏苡仁30g，陈皮15g，射干15g，柴胡15g，白芷15g，桃仁15g，川芎12g，荆芥10g，生姜10g。另外，蜈蚣粉20g，每次1g，加强通窍。

按语：过敏性鼻炎，中医谓"鼻鼽"。其病因病机，多认为是肺气虚弱，卫表不固，风寒之邪乘虚而入，肺失清肃，清阳不升，津液水湿停聚鼻窍所致。藿朴夏苓汤善开上焦，宣肺利气，散上焦水湿合用利窍通窍的白芷、射干，活血调津液的桃仁、川芎等。

综上所述，石寿棠在学术上有感于当时中医界"昧于其原，而仅逐其末"的现象，指出不求甚解，知其然而不知其所以然，盲目追求方剂治疗，忽视医理探源的做法，不利于医学的发展。所以著《医原》二十篇，因病之原，探医之原，并探其原中之原"，以阐明疾病诊治之根本原理，对中医学理论和临床实践均有创新和发展。石寿棠关于"医原"的论述，既本中医学理论之旨，又有所发挥创新，特别以燥、湿阐释病机、指导用药的学术思想，为历代医学文献所不及。尽管其论中亦有某些偏颇之辞，但对于研究中医学理论无疑有拓宽思路的作用。同时，石寿棠的燥湿理论、温病理论，对于临床也具有重要的参考价值。

石寿棠

参考文献

一、著作类

［1］石寿棠著，王新华点校.医原［M］.南京：江苏科技出版社，1983.

［2］石寿棠著，曹炳章辑.中国医学大成·医原［M］.北京：中国中医药出版社，1997.

［3］石寿棠著，邢玉瑞主编，苗彦霞、张淑珍注释.医原［M］.上海：上海浦江教育出版社，2012.

［4］石寿棠.温病合编［M］.北京：中医古籍出版社，1985.

［5］余国珮.珍本医籍丛刊·医理［M］.北京：中医古籍出版社，1987.

［6］戴天章著，何廉臣重订，张家玮点校.重订广温热论［M］.福州：福建科学技术出版社，2006.

［7］任应秋.中医各家学说［M］.上海：上海科学技术出版社，1980.

［8］汤也鸾.淮阴卫生志［M］.徐州：中国矿业大学出版社，1997.

［9］金元烺修，吴昆田等纂.重修安东县志［M］.台北：成文出版社，1976.

［10］美·洪士提编译.《万国药方》［M］.上海：美华书馆，1906.

［11］雷丰.时病论［M］.北京：人民卫生出版社，1964.

［12］翟双庆，王长宇.王洪图内经临证发挥［M］.北京：人民卫生出版社，2006.

二、论文类

［1］方春阳.石寿棠学术见解述评［J］.江苏中医药，1982，（5）：9-10.

［2］沈凤阁.石芾南与《医原》［J］.安徽中医学院学报，1983，（2）：53-55.

［3］余瀛鳌.石芾南《医原》学术经验述要［J］.江苏中医杂志,1984,（5）:3-6.

［4］张国庆,马健,孟澍江,等.石芾南论治湿热琐谈［J］.南京中医药大学学报（自然科学版）,1985,（4）:45-46,49.

［5］陈宝树.浅探《医原·女科论》润燥一法［J］.福建中医药,1986,（2）:9-10.

［6］胡欣.石寿棠《医原》运用白芥子及细辛治疗湿证及燥证介绍［J］.广西中医药,1986,9（3）:33-34,40.

［7］杜煦电.石寿棠系统燥湿论中心思想探讨［J］.吉林中医药,1987,（3）:37-38.

［8］郭振球.石寿棠《温病合编》学术思想［J］.广西中医药,1987,10（1）:29-31.

［9］蒋应时,石寿棠燥气病机辨要［J］.陕西中医,1990,（6）:286.

［10］黄金昶,贾忠军.试论《医原》燥湿为纲的观点［J］.吉林中医药,1992,（4）:44-45.

［11］张祖联.《医原·儿科论》润法探微［J］.江苏中医,1992,（5）:34-36.

［12］陈果然.石寿棠舌诊法临床运用举案［J］.江苏中医,1994,15（10）:22-23.

［13］肖家翔.《医原》之“原”说略［J］.中医研究,1995,3（3）:47-49.

［14］张亚春.《医原》中的燥湿理论［J］.中医研究,1995,3（3）:49-50.

［15］陈林艳,周祯祥.石寿棠论燥湿［J］.湖北中医杂志,1996,18（5）:29-30.

［16］刘时觉.病分燥湿，药别刚柔——石芾南阴阳燥湿论评述［J］.上海中医药杂志，1997，（4）：2-5.

［17］刘时觉.阴阳燥湿论［J］.中国中医基础医学杂志，1999，5（4）：14-17.

［18］吴燕芳.药分润燥，治崇开阖——试析石寿棠的药学理论［J］.上海中医药杂志，1999，（5）：11-12.

［19］方耀，谢文光.从《医原》谈相反相成［J］.江西中医药，1999，（5）：37-38.

［20］王秀莲.《医原》外感燥湿论探析［J］.江苏中医，2000,21（11）:6-7.

［21］胡振义，熊楠华.试论石寿棠学术思想及其治温经验［J］.江西中医药，2001，32（1）：52-54.

［22］王璐.藿朴夏苓汤的临床应用［J］.陕西中医，2001，23(5)：303-304.

［23］张再良.试以燥湿论百病——解读石寿棠的《医原》［J］.中医文献杂志，2003，（1）：21-22.

［24］张再良.试以燥湿论百病［J］.中医文献杂志，2003，1(1)：21.

［25］金芷君.论《医原》的辨证论治特色［J］.四川中医，2004,22(7):3-6.

［26］张玉才，万四妹.新安医学的历史地位及影响［J］.中医文献杂志，2004，（4）：4.

［27］陈亦宜，陈涛.新安医家余国珮对燥邪的认识初探［J］.中医药临床杂志，2004，16（6）：598-599.

［28］班健.湿热从肺论治［J］.现代中西医结合杂志，2004，13（11）：1448.

［29］汪沪双.余国珮燥湿思想评介［J］.江西中医药，2005，36（7）：5-6.

［30］王剑发，庞晓钟.“湿热治肺”临床理论阐释［J］.北京中医药大学

学报，2006，29（4）：228-230.

［31］茅晓. 石寿棠"燥湿"论及其临床应用探讨［J］. 中医杂志，2006，
45（8）：623-625.

［32］位燕，宋世庆. 石寿棠诊治积聚思路探讨［J］. 浙江中医杂志，2006，
41（9）：500-501.

［33］章茂森，樊巧玲. 沈凤阁教授临床应用藿朴夏苓汤举隅［J］. 时珍国
医国药，2007，18(11)：2775-2776.

［34］杜松，潘桂娟. 石寿棠《医原》之学术特色略述// 中医理论临床应
用学术研讨会论文集［C］. 中国中医科学院中医基础理论研究所，
2007：37-38.

［35］许冠恒，杨道海. 沈凤阁教授应用藿朴夏苓汤验案 3 则［J］. 新中医，
2007，39（11）：62-63.

［36］白君伟.《医原》"燥湿"论及其在 2 型糖尿病中的应用［J］. 中医杂
志，2008，49（4）：377-378.

［37］杜松，潘桂娟. 石寿棠《医原》之学术特色述评［J］. 中华中医药学
刊，2009，27（6）：1329-1330.

［38］吕军影，卓冬婷，陈业强. 藿朴夏苓汤临床应用举隅［J］. 陕西中医，
2009，30（7）：902.

［39］杨建华. 山阳医派的形成与发展初探［J］. 江苏中医药，2010，42（4）：
8-9.

［40］常丽萍，吕军影，阚铁生，等. 藿朴夏苓汤的文献研究［J］. 现代中
西医结合杂志，2011，20（17）：2207-2208.

［41］何莉莎，李杰. 石寿棠.《医原》关于燥湿之辨证特色［J］. 世界中西
医结合杂志，2013，（2）：111-113.

［42］余锦秀. 岭南地区运用藿朴夏苓汤治湿温病体会［J］. 光明中医，

2013, 28（2）：353-354.

［43］王闰平，廖志承，陈涛，等．叶品良教授临床应用藿朴夏苓汤经验［J］．四川中医，2013，31（4）：14-15.

［44］周云彪，李月岚，肖娇，等．藿朴夏苓汤临床运用举隅［J］．中国中医药信息杂志，2013，20（12）：91-92.

［45］林传权，蔡佳仲，胡玲．劳绍贤运用藿朴夏苓汤治疗脾胃病湿热证经验举隅［J］．广州中医药大学学报，2014，31（2）：307-308.

［46］孙惠丽．邵荣世运用藿朴夏苓汤治验举隅［J］．安徽中医药大学学报，2014，33（1）：40-41.

汉晋唐医家（6名）

张仲景　王叔和　皇甫谧　杨上善　孙思邈　王　冰

宋金元医家（19名）

钱　乙　刘　昉　陈无择　许叔微　陈自明　严用和

刘完素　张元素　张从正　成无己　李东垣　杨士瀛

王好古　罗天益　王　珪　危亦林　朱丹溪　滑　寿

王　履

明代医家（24名）

楼　英　戴思恭　刘　纯　虞　抟　王　纶　汪　机

薛　己　万密斋　周慎斋　李时珍　徐春甫　马　莳

龚廷贤　缪希雍　武之望　李　梴　杨继洲　孙一奎

吴　崑　陈实功　王肯堂　张景岳　吴有性　李中梓

清代医家（46名）

喻　昌　傅　山　柯　琴　张志聪　李用粹　汪　昂

张　璐　陈士铎　高士宗　冯兆张　吴　澄　叶天士

程国彭　薛　雪　尤在泾　何梦瑶　徐灵胎　黄庭镜

黄元御　沈金鳌　赵学敏　黄宫绣　郑梅涧　顾世澄

王洪绪　俞根初　陈修园　高秉钧　吴鞠通　王清任

林珮琴　邹　澍　王旭高　章虚谷　费伯雄　吴师机

王孟英　陆懋修　马培之　郑钦安　雷　丰　张聿青

柳宝诒　石寿棠　唐容川　周学海

民国医家（7名）

张锡纯　何廉臣　陈伯坛　丁甘仁　曹颖甫　张山雷

恽铁樵